マクロビオティックの世界観 巻3

桜沢如一先生が21世紀に残したもの

斎藤 武次 著

あうん社

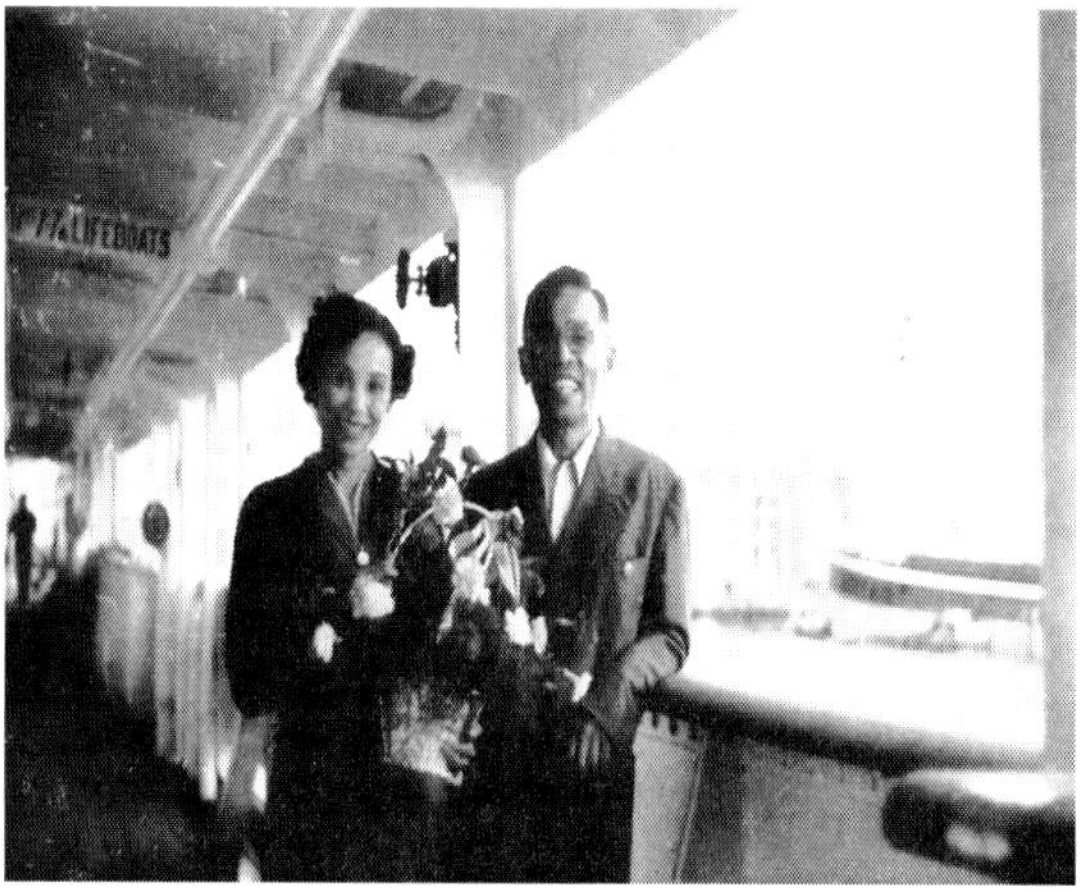

1953 年末　インドへ旅立つ桜沢夫妻（船上にて）

「はしがき」に代えて

―『マクロビオティックの世界観』巻1、2を書き終えて

私がこの本を書き始めたのは二〇一九年十一月からで、仕上げるまでに二年余りの月日を費やしました。もちろん当時、誰かからのサゼッション、または要請があったというわけではありません。ただ若い時から桜沢先生の思想に触れ、大きな衝撃を受け、その後ある程度経済的な負担から解放された古希の頃から喜寿にかけ、再び若い日の夢が私の心の中に蘇ってきたこと、そして私のＭＩ時代の日記本『知らなかった国よ』を通して「桜沢如一資料室」との出会いが、この本を書いてみようという動機づけになったことは間違いないところです。

巻1の「あとがき」の中にも書きましたが、桜沢先生について何か一文を書いてみたいとの希望は、すでに三十五歳の時自分の胸の中に秘めていたことは事実です。

本当は「小説を書く」ということが一つの夢で、ＭＩ退所後はアルバイト的な仕事をしながら寸暇を惜しんで、先ず明治文学から始めようと神田の古本屋から「日本現代詩大系」十巻を買い込み、その後は岩波書店から発売された「日本古典文学大系」、筑摩書房の「現代日本文学全集」、「世界文学全集」

などを求めて読みあさって見たものの、さっぱり創作意欲が何故か一向にわいて来ません。（もっぱら日記だけは十七年間、三十六冊ばかり書き残しましたが。）

それではせめて翻訳でもと、大学時代にＯ・ヘンリーの『賢者の贈り物』という短編小説などを翻訳し、校友会誌に発表したこともありました。

しかし、それでもナゼかそれ以上の創作意欲がわいて来ません。

ナゼなのか？

何年かの後にふと気づいたことは、自分の目線がいつも評論家的な視点に立っているということでした。ＰＵというモノサシで！

その頃ある文芸雑誌で、当時の著名な評論家に小説を書かせると言う企画がありました。その時何篇か集まった作品を読んだ臼井吉見という一人の評論家が、嘆息交じりに「やはり、自分を含めて評論家の書く小説は面白くないね。」と言っていた印象的な言葉を覚えています。

桜沢先生も生涯に一度、童話風の小説を書いてみたいと言っていたようですが（もちろん、それらしい作品はありますが）、決定的な作品がないのを見ると、いざ本格的な小説を書く上では、批評眼の強さがかえって邪魔になっていたのかも知れません。

それにしても桜沢先生から十通にも満たない私宛の最後の手紙、

「武次―キット立派な小説を書くと言ったコトバは、シカと覚えておく。必ず実現せよ。パリで私を訪ねて来い。」（ＧＯ通信、１９５５・７・１７　アフリカ、モンパサ発　第２信。ＭＩ着８月３日。）

この手紙がＭＩに到着した時、すでに私は一か月程前にＭＩを退所していて、よもやこんな手紙が来ていたとは知る由もありませんでした（この頃ＭＩはまさに組織崩壊の時期でした）。

このＧＯ（桜沢先生）からの一行余りの短い手紙を、私が初めて読んだのは六十二年後、ＧＯ通信を再読していた八十二歳の晩秋のある日、丁度この『マクロビオティックの世界観』の本に手をそめ始めた時期でした。以来、何とも言えない奇妙な胸の高鳴りを感じる日々を送っています。

そしてまた最近、ある物書きの人のこんな言葉に出会い、ムベなるかなとの想いをしています。

「どんな英雄でも召使の眼から見ればタダの人、という言葉があるが、ある程度までは正しい。身近にいた人の観察は、やはり参考に値するのだから。だが、この視点だけでは人間はわからない。それでこの一句も私は次のように解釈することにしている。

タダの人でしかない召使の眼から見たら、タダの人ではない英雄もタダの人にしか見えなかったのだと。これは歴史を書く私がつねに肝に銘じていることである。なぜなら私もタダの人であって、その私に歴史上の人物たちを引き寄せて判断し書いたのでは、召使の人物評になってしまうからである。それでは一面しか理解したに過ぎない。それで私のやり方だが、人物を私に引き寄せるのではなく、私がそ

の人物のところに行くことにしたのだった。」（『日本人へ——国家と歴史編』塩野七生著）

以上、これらの言葉は私にとって、また今や、大変戒めになる言葉であると感じています。

二〇二一年四月二四日（GO命日）

斎藤　武次

マクロビオティックの世界観　巻3　もくじ

もくじ

第一章 ［インド編］

桜沢夫妻、インドへの旅立ち

六十歳を機に家を捨て、裸一貫リマを伴い、
ひたすらマクロビオティックの世界化の実現を目指し、
桜沢が旅の初めに選んだ国は、まずインドでした。
東洋文明発祥の地と言われるヒンズー教、仏教の盛んな国への旅は、
アフリカ行きを目指していた桜沢の予定では三か月位のつもりが、
稀有な人たちとの出会いによって思わぬ実りある日々が展開、
二年という歳月を費やしてしまいます。

これまで「戦後に於ける桜沢の活動」については六回にわたって述べて来ましたが、一九五三年十一月桜沢がインドへ旅立ってから一年、どうやら日本国内に於けるＭＩ活動に重大な変化が現れ始めていることを伝えねばなりません。

筆者は一九五四年七月（十九歳）から五五年六月までの一年間ＭＩに在籍して、はじめは台所の手伝い、それから代理部で食品と書籍の販売、そして半年後に念願の「世界政府」新聞の編集に携わりました。（因みにこの一年間のＭＩ生活については『知らなかった国よ』という表題で、筆者による日記体の文庫本が二〇一五年三月文芸社から出版されていますので、興味のある方は参考までに読んで見てください）

丁度その頃、クレマン河内やジョン山口常任理事、そして小林総務部長（終戦直後、刑務所から出獄した桜沢をいち早く東京港区三田の自宅に引き取り、桜沢の再出発の足掛かりを作った旧食養会の同志。筆者註）等が時折り見せる冴えない表情に接し、不審に思ったものですが、その後当時の「コンパ」や「サーナ」、そして「ＧＯＬ＝桜沢通信（原文）」等の資料を再読して見ると、これ程までＧＯと幹部の人たちとの間に、マクロビオティック運動に対するスタンスの違いがあったとは思いもよりませんでした。

次にその見解の相違を証明する、当時書かれた桜沢の「サーナ」誌に対するシビアな批判文を紹介します。ただ、その少し前桜沢がこんな一文も書いていますので、まずそちらから読んでもらいましょう。

あゝ、あれから一年　―東京脱出の日の思い出と感謝　―ＧＯ記

「とうとう一か年たった……

昨年の今頃私は船便を見つけるために、東京を走り回っていた。新しい困難が次から次へと現れた。私はソレラを一つ一つ突破した。ツイニ十月六日、東京駅のプラットホームからツバメに乗った。

何回も何回も私は外国に出たが、あの日程多くの親しい人々に見送られたコトは一度もなかった。最も悲痛だったのは、昭和四年、人が花見に浮かれている中をたった一人で、カバン一つをもって同じ東京駅から夜行列車の三等車で去った時であった。東京のネオンサインの夜の空が消えて行って、暗い夜の顔が窓一杯になったとき、私はヒトリ暗い夜の空をクイ入る様に見つめている悲痛な自分の顔が、窓ガラスに映っているのを見て愕然とした。何と言う悲痛な出発だ！

一万キロのシベリア横断の旅―妻子を残し、玄米の握り飯一包みホシイ（糒）一缶、それにたった二百円の金をフトコロにして家を売り、本を売ってただひとり、西洋医学の牙城、フランスの文明の本陣パリに飛び込み、西洋医学の最高峰にきらめく人々に挑戦し一挙に西洋文明の死角を突き、トドメを刺す、と言う大それた野望を抱いて、勿論生還も期さない切り死にも覚悟

の三十六歳の青白い極▽性の如一（桜沢如一＝さくらさわ・ゆきかず、のこと）。

たった一人の見送りもなく、重いカバンを肩に担いで行列をして改札を通り、人込みの中でヨロヨロしながら……それは悲壮な首途だった。

多くの友に囲まれ、『勝ってくるゾと勇ましく』の歌に送られて出て行った蒼白な面持ちの多くの（戦地へ行く）青年たちよりも悲壮なモノだった。

しかし、二十年後の十月六日—私の出発は豪華版だった。

百万円の資金を贈られ、二十数個の荷を持ち、駅員や数千人の旅行者をおどろかし、『あえば別るゝサダメなり』、『サヨーナラ、再見、また会いましょう』（平塚）雷鳥先生夫妻にまで送られて……

あれから一年！　あゝ、人生の河の流れの早さよ！

ＢＩライン豪華船一等客室—南シナ海の奇蹟

『泣き虫少年ガンジイ』や『生まれるまでの三〇億年の歴史』（＝『生まれるまでの君の伝記』）や『ラスキンの研究』を書き続けつゝ、ツイニ四十年ぶりでカルカッタに上陸したのは十一月十一日。（丁度、久司ミチオを五年前クリーブランド号でアメリカへ送りだした、あの朝—霜で白く覆われた庭の隅に黄菊、白菊が乱れ咲いていた—あの朝だった。）あれから一年、ズイ分さまざまな苦労と困難にあってきた。

まず、英語で話し、英語で書くことから、生まれて始めて、かつて見たことも聞いたこともなかった様な奇々怪々な熱帯風土病のカズカズの挑戦、応戦、出版の苦しみ、リマ斃れる、追放令は下る……

あゝ、▽あれば△！　あゝ、表大なればウラも又大なり！

十か月で私は見事にあらゆる困難をけとばし、ＵＰＩを建て、先ず全世界に挑戦状を発し、十一人の青年のために脱出口をつくり、何百人でも何千人でも、死の灰ふる日本、水爆で国全体がヒロシマになる国から，『ワダツミの底行』とレッテルを貼られた青年たちを救い出す道をつくり、『フリップ物語』がウソでないコトを証明し、オーロビンド大学や、プラバルタク文化大学や、千億長者の人々からは大きな信頼を受け、追放令の取消しのためには、大インド合衆国の徳富蘇峰老先生とも言うべき、ヘメンドラ・プラサド・ゴース先生、ベンガル長官ムカジイ博士、国会議員スレンドラ・モハン・ゴース先生、その他数十の人々の熱烈な努力を目のあたりに示され（あゝ、私はソレを他人事の様にたゞ眺めているだけだった！）追放どころか、永久市民権さえ確約されている。あゝ、悠久五千年の昔、世界最高の文明を作り上げた国。

クリシュナ神、シーヴァ神、仏陀、マヒーバラ、ラマクリュシナ、ヴィヴェカナンダ、タゴール、ガンジイ、サヴァルカールネジタ、ＲＢボース、を生み続ける母体、『森林の哲学ヴェーダ』の国の市民権。

吉祥天、弁財天、ダルマ、阿育王、シッタルタの国の国籍をイヤ応なしに与えられる身……

おゝ My dear Compas Readers!

君たちのおかげで、あゝ、君たちの力でリマはジョツナに，如一はプラハラテンドウ（夢原天童）に生まれ変わった。

あゝ、あれから一年！

あえば別るゝサダメの国で――私たちはモーとこしえに別れのない国を発見した。この世がとこしえの国だ。

マコトの国、トコシエのヨロコビの国はこの世にあったのだ。私たちは 昨年よりも君たちに近いし、君たちは一年前より私たちに近い。『知らなかった国』こそ『マコトの国』だった！

私たちは今、お互いに『知らなかった時』に生きている。しかもソレは 同じ国にいた時よりハルカニ広く、ハルカニ強く愛する国であり、しかもモー私たちは『サヨーナラ』を言わない国にいる！

あゝ、あれから一年、ユメこそマコトであるコトを、マコトの国こそユメの国であることを、私たちはシミジミと考えさせられるではないか！

これがユメなら、ユメよ、さめないでおくれ！

私のムネは君たちみんなの面影で、一杯ギッシリでハチキレそうだ！（「コンパ」一九五四

年十一月№91号1～5頁より引用）

さて、この感激に満ちた詩文と打って変わって、その直後に書かれた桜沢の「サーナ」誌に対する批判文は、治療頼みを唯一とする病気がちな読者の人たちにとっては意外な内容であり、一方、従来から桜沢の壮大な人間革命の理念に共鳴していた一部の在野の人たちにとっては、おそらく得心のいく論評であると受け取られたのではないでしょうか。

では、左の様な表題で始まる問題の一文を読んで下さい。

『サーナ』の友よ！　―サーナは世の常の療養雑誌、投書雑誌ではない！　―　ＧＯ記

「私は今日サーナの昨年分（一九五三年＝№43～54号）と本年分（一九五四年＝№55～66号、筆者註）を読み返してみた。そして私はガクゼンとした。昨年度の一月４３号から44、45号と読み行く中に私はオモシロサにつりこまれ、時を忘れてしまった。

ところが本年度を読み出すと、私はガクゼンとして座りなおした。モー『サーナ』はその生命を失っている。全く創造性と言うモノがなくなっている。コレはすまない。こんなモノで会費をとってはいけない。コンナものを出すために、苦しい中から月々三万も四万も出す事はいけない。

十一月号となると全く世の常の療養雑誌、投書雑誌になっている。これはクレマン（河内）の不勉強のセイである。ソレニ編集者の猛▽、ドレイ、事大主義、敗北心理、排他性がワをかけている。

十五年前の大失敗、若かりし日のクレマンの排他性が又してもカマ首をもたげてきている。クレマンの欠点は自己批判の痛烈さがないコトである。学徒として一生、何人からでも、何物からでも教えをうけると言う敬虔な心境を知らないコトである。

私はクレマンを医学方面の後ツギとして、全会員に紹介し、ペンをきわめて推奨し、少し荷がすぎると思ったが、医務部長の名で、理事とはならずに、事務全体を実際に引き受け、下座の行をやると言う条件で一任した。

古い会員で昔のカレを知っている人々は、絶対クレマンのMI入りを反対した。『ソレだけは絶対にいけない』と強硬な反対をした人も数人あった。私はソレラの人々をなだめるのに苦心した。しかし、クレマンは十数年の間に世界的な事業にまで成長したMIの仕事のムズカシサを充分理解し、一切を悔い、改め、全身全力をブチ込むと言う男らしいチカイを立てゝくれた。私は純真な男のチカイをそこに見た。

しかし、人間と言うモノは、自分の判断力以上の事はゼッタイできないモノである。タトエいかにスバラシイ衣裳をきせられ、権力を任せられても、結局その判断力の正体が一挙手一投足に現れるから仕方がない。マズMI生のヤサシイ、スナオナ気持ちを破カイした。訪ねてくる古い会員に、私とは全くちがった感じを与えてしまった。反感を抱かせた。第一の失敗である。
MI生から第一のギセイが出た。忠の死である。忠は質朴、純真、従順、無知に近い判断力ではあったが、竹の子少年会員の身でもって、この道は我が行くべき道であるコトだけは感得していた。それに頑健な肉体をもっていた。だからフランソワーズ（「サーナ」50号15頁）と違って一度や二度斃れても、死ぬ様な少年ではなかった。

その後引き続き第二、第三、第四とMI生からギセイが出た。第五も近く出るだろう。その間に古い会員で会を去った人は少なくない。不平と忠告の手紙をくれた人々も少なくない。しかし私の出発前、クレマンのMI入りに絶対反対し、もしクレマンを入れたら私が全国会員の与論をおこして追放する、と断言した二、三の人でも、サスガに手を出しかね、（忙しいからか、MIの経営を代わって引き受ける覚悟ができないからか、ソレトモPUが全てを許すモノで、敵こそ最大の恩人であると言う思想を長年成長させたからか、敗北主義からか分からない。オソラクその全てだろう。）ついにクレマンは理事長になってしまった。この間の事はミナMI生が知っていることだ。

私は彼が先輩を出し抜いて自ら理事長を買って出た事には反対だったけれども、理事会に対しても、全会員に対しても、その意見は送らなかった。高橋不石（日大教授の日本のファーブルと桜沢が親しみを込めて呼んだ植物学者、筆者註）先生のスイセンである事を知ったからである。そして内心ではクレマンの勇気をうれしく思っていた。今も思っている。たゞイカニモ抱擁力のない事と創造性のナサ、事務能力はあるのだがイカニモ視角が小さすぎる。それを一々指摘する人、カレを助ける人は私しかない事も知っている。私はカレに大をなさしめる事がネガイである。（全世界に散在するＭＩ生、世界的な有力な人々の中の多くの友を統一する力を、カレがもつ事を願うだけだから）私は今もカレが私の出発当時のチカイに立ち戻って、第一歩から下座の行を始める事を切望する。又、カレもやるだろう。だからＭＩ生は一致団結してクレマンを助けるべきであり、ソレが君たちの自由のミガキの行である。

たゞ『サーナ』の編集だけは、全く放任できない。こんな創造性のないモノは存在の価値がない。今後毎号、私が『サーナ』の特別ヨミモノを送ろう。これは大変な重荷だが、全会員のためにしなくてはならない。『食養』改題第六〇年である。私が引きとってから満三十三年に近い。

今日から特別なサーナ用の巻頭文を書く。すぐ66号用原稿目録（頁数）知らせ。そして私の文がつく迄に、諸君はサーナの一九五三と一九五四とを比較対照して、Ｓ（『サーナ』）の伝統がドコにあるかを見ておく事。

そして十五日前、刊行に間に合う様に準備する事。アマリにひどいＳ（『サーナ』）のヤツレは、ＭＩ生の四人のギセイの姿を思い出す。我々は『サーナ』をギセイにしかけている。（今朝から、忙しい大運動『３４人の日本人を救え』の第一日だのに、この文を書いた私の心中をダレが祭するだろうか、ＭＩで）」

これを桜沢が実際に書いた日時は、インド在住の一九五四年十一月八日（ＧＯＬ６１１信）で、日本での発表は約三か月後（一九五五年二月一日発行の『コンパ』№94号掲載、29〜32頁）でした。

さらに桜沢はこの文を書いた二日前、（ＧＯＬ、６０１①〜⑧信、十一月六日記）には、理事全員宛に「殺人の家の大革命を要求する」というより厳しい自己反省も含めた便箋八枚ばかりの手紙と「ドンの殺人犯は誰だ」という短い手紙（ＧＯＬ、６２０信、十一月十一日記）を書き送って来ています。

これらの手紙はさすがにプライベートな問題を多く含んでいるだけに当時の『サーナ』や『コンパ』にも掲載されていませんが、六十三年も経った今、再度読んでみると、未熟な若者だったとはいえ現実にその場にいた人間にとっては、いささかやり切れない複雑な想いに駆られます。

念のため当時私が毎日書いていた日記をひも解いて見ると、こんな事が記されていました。

『コンパ』と『サーナ』の編集会議（一九五五年一月二九日）

以下は、筆者著『知らなかった国よ』（文芸社）より引用します。

「夜、編集会議が開かれた。月島の水産研究所に勤めている天野先生は来られなかったが、新聞編集主任のガリマール（川嶋）の司会で話は進行。ＰＵの理論誌『コンパ』および医療雑誌『サーナ』の編集方針について、議論が交わされた。要するに会員にその主張が浸透していないのではないか、ということであった。とくに医者であるクレマンから言わせると、ジョージ（桜沢先生）の文章は専門的でなく、また大衆性を欠いているということであった。それに対しボックス箱崎は、あくまでも本質を歪めた会員増のための編集だったら、それは意味のないものだ、との意見だった。

ぼくなどはジョージの文章はなるほど学者のように散文的科学的ではないかも知れぬが、つねに胸をうつものがある、というふうに感じている。魅力あるものに思うのだが、食べることは単に健康法であると考えている人たちにとっては、小難しい理屈はいらないのかもしれぬ。格調高く、部数を増やしていくことは実にむずかしいものなのだ。」（『知らなかった国よ』２５４〜２５５頁より）

難問山積の理事会深夜まで続く（一九五五年二月六日）

「夜、理事会が開かれた。若いぼくたちには、よくわからないことが多く、早々と引き上げたのだが、かねてから意気込んでいた小林総務部長や、糸賀先生、クレマン河内、マーシャル等々、理事の人たちは、夜明けまで話し込んでいたようだ。

ジョージがインドへ出発したあと、さまざまな問題を抱えながらもかろうじて持ちこたえてきたＭＩ、それに対する最終結論と方向を打ち出さねばならない、ということであった。

つまり、ジョージがクレマン河内とジョン山口に対して、『追放を要求して』きた問題は、彼らが病人や死人を出したという技術を責めるのではなく、人間としての『愛』の欠如を指摘しているように、二人の人間としての本質的なめざめ、復活を願っていることである。

クレマン河内は『能力がないから、理事長を辞めたい』というが、その態度そのものをジョージは『クレマンという人間から追放したい』と望んでいるのであり、それは理事長という形式から逃避しようという敗北心理であり、裏をかえせば傲慢と排他性である。とくにこの席で忌憚のない意見を述べたのは、前理事長の糸賀先生であった。もちろん、自省を込めてのクレマン批判である。

また、友情溢れる言葉で、

『そうです。それを辞めることによって、返って人間を失うことであり、自らをスポイルして行くことになる』と切なるクレマンの人間復活を願った天野先生。このとき研究生の代表として出席したボックスも、大いにその点を強調し、われわれ研究生も万全の協力態勢をとることを宣言し、理事会は緊張した中にも、人間味のある温かさに包まれ終了した。」（同書、２６４〜２６５頁より）

この日記の中には「さまざまな問題」という言葉がありますが、桜沢の会館問題に関する別の通信（ＧＯＬ、６００特信「Chary 糸賀、クレマン『Dr T について』①〜⑧」や６５７特信「会債応募者各位」）を読み、またクレマンを弁護する高橋常任理事がその二年後に書いた記事「本当の同志になって会員各位へのご挨拶」（「サーナ」№93号記載）等を読んでの判断からすると、協会の運動の方向性の問題及び会館の権利金、家賃等をめぐる経済負担の問題の二つの事が考えられます。経済面では家主（Ｔ氏）にとって恩義ある桜沢に開館を貸すのと、新たに同じ協会とはいえ医療を目指してベッド数を増やしていこうとする新理事長側へ貸すのとでは、当然契約が違ってくるという観点からか、間に入った家主がらみのある人物（二人）の策動が、結果として新理事長側に一定の負担を強いる結果となったようです。（この辺の事情と対応については同書日記本の一九五四・一〇・二三日記、１４７頁にも数行ですが具体的に数字まで記されています。しかし、その前に桜沢から来た手紙では、権利金はすでに私が家主に支払ってあるのだから、あらためて支払う必要はない、とのアドバイスもなされていたのですが……）

さて、もう一つ桜沢が問題にした事があります。それはクレマンが桜沢にひと言の断りもなしに、ＭＩに於いて医療研究仲間の柳沢文正氏を連れて来て、ＭＩ生の血液検査を実施した件です。

クレマンとすれば当時新進気鋭のカルシウム測定法の研究者である柳沢文正氏に来て頂き、玄米正食者の血中のカルシウム、カリウム、ナトリウムなどの含有比率がどうなっているかを調べる実験と検査は、新しいデータ収集の意味から大変重要なことであるとの認識、また食養運動を進めていく上での善意の行動であったと考えられます。

しかし、この問題については桜沢がかつて真剣に取り組んだ問題であり、「私の過去の書き物を読んでいれば」、この問題にどう対処すべきか、自ずから判断できるはず、まさにこのクレマンとＭＩ生の行為、無批判性はＰＵに対する大いなる冒涜であるという、大変なお叱りでした。この辺の事情については、次のような表題で桜沢の怒りと嘆きの一文が、一九五五年五月「コンパ」№97〜98合併号、56〜62頁）に掲載されています。例によってあまりに長いので、ほんの一部分だけの頁をご覧に入れます。

「あゝ　汝等判断力なきモノよ！

Ｈ．とＦＩ．Ｓの報告により柳沢学説を無ヒハンにとり入れたＭＩ生の　態度をハッキリ見た。「白百合部隊」（戦争映画）の初めのタイトルに『この一篇はスベテ、モノゴトを無批判にとり入れるモノの悲劇』とあったのを思い出す。君たちは最高審判原理の家、私の家に住み、私を守ると言い平和と自由の原理を身につけると誓いつゝ、全くその反対の行動に出た。君たちは一映画カントクにも劣るモノである。君たちはひめゆり部隊の最後をとげつゝある。

――（中略）――

あゝ汝等判断力なきモノよ！

君たちはドレイの一生を脱出せんとして、ＭＩに来たのではなかったか？　自由と幸福の主になるために、ＰＵを身につけようと思っているのではないのか？　それでいて、私のモノを「食養」（合本一〇数冊ある）、ムスビ一二〇冊、サーナ七〇、コンパ九〇、単行本二五〇種を読み破らない。ソレは原子物理学やヴェーダの聖典よりハルカニやさしい。それバカリではない！

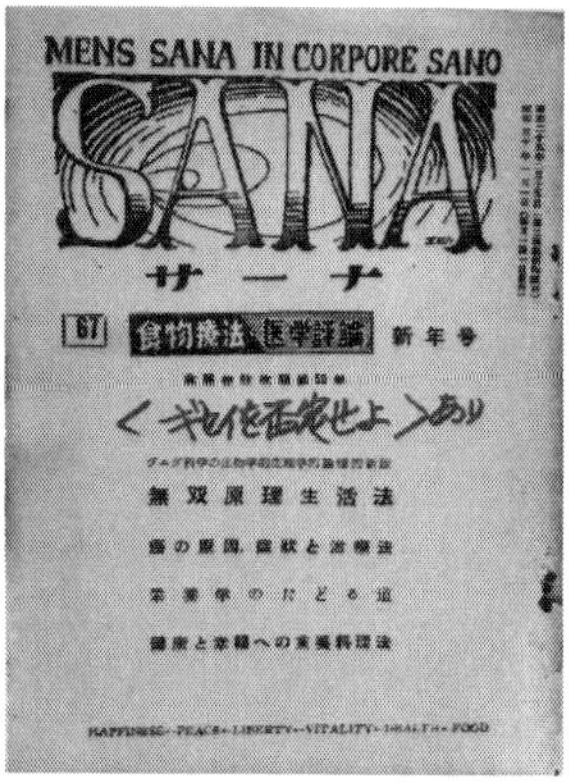

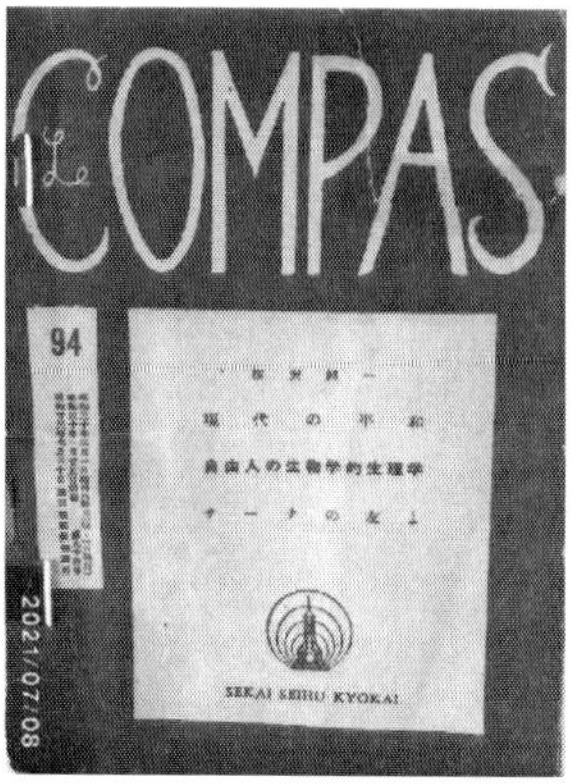

『コンパ』1946年（昭和21年）7月創刊。はじめ東京（三田）PCU・（横浜）日吉・（代々木）世界政府真生活協会に於いて109号迄の12年間発行された。『サーナ』は1年遅れの1947年7月創刊され、『コンパ』と同時期に廃刊となる。そして『MI通信』、『新しき世界へ』に引き継がれていった。

君たちは、ＰＵ的態度、身構えすらしていない！　スベテを批判すると　いう態度を！

この報告の中で最も悲しいのは、エリーの態度である。次にシモーヌ、プランタン以下はモー論外である。君たちはこの柳沢学説をＭＩ生全体として　実験する（ヒハン的にもせよ、無ヒハンにもせよ）ことによって、ＭＩを爆破し、私の同志である資格を放棄した。Ｃは二十年遅れているからムリもない。Ｊはキリストを知らないからムリもない。そのＪ、Ｃの指導に盲従する君たちの羊の如き態度を哀れに思う。ナゼ『最高審判原理』を目指しながら、君たちは、口バカリで行動に出ないのだ！　これは三十年前の片瀬淡博士のＣａ，Ｍｇ（カルシュウム、マグネシウム）の新版にすぎない。片瀬博士は日本病理学の何百頁かを占めた人だ。しかし私に破られた人だ。そして栗粒結核と言う世にも恐ろしい病気で死んだ人だ。私とは兄弟分のチカイをしたが、彼は実行しなかったのだ。

君たちの決議は集団自殺である。」（後略）

なお、この一文の次（63～71頁）には、「陰陽はＮａ，Ｋ双塩説を二元化一元論に換骨奪胎したモノ――Ｊｏｈｎの分裂症について」という、かなりシビアなジョン山口に対する精神分析と自らの気持ちを率直に述べた「教育論フロク」という一文もあることを付け加えておきます。

ところで日本の国内に於けるＭＩ（世界政府・真生活協会）の動向については、この位にして、インドにおける桜沢夫妻の生活と活動について、あらためて目を転じて見ましょう。

■インドでの活動記録（食生活等）

まず、桜沢本人による「インドの生活記録」から。

インドの食生活記録　①　――生理学的カルカッタ通信――ＧＯ記

丁度一か月たった。この間の生理学的報告は長く、カツ重大な意義をもつ。残念ながらヒマがないのでクワシクかけない。大略を記して研究心の深き同志諸君に送ろう。

一つの新しい環境にトビ込んで、健康を百%維持する事は実にムズカシイ。

若さがある間は大部分その困難は相殺されるだろうが、大きなギセイである事にはマチガイはない。私たちはトクニ「ヒラケトプリーズ夫人」の様なデリカな体にとっては大事件だ。Autorophism の植物ならすぐ枯死するワケ。よほど平素研究を深めておかないと、適応に失敗する。

私は船中から菜食をはじめ、香港以後は絶対インド流食にしてきた。クダモノは毎日四、五十匁だった。食糧は最低（ＭＩ時代よりハルカに少なく）にしてきた。上陸後サローギ氏と共に毎日一食だけ共にし、サ氏は毎日食事をかえ、アラユル料理を示してくれた。他の一食はインド料理店で最小食をやり、最後には（三週間目）二人で半人前の食事ですませる様なレコードを作った（二人で一ルピー半が最低）。こちらの労働者の一日の収入が五ルピー位が最低であるから、イカニ質素だかわかるだろう。クダモノは平均六〇～七〇匁、サトーは紅茶一杯に入っている位が平均、玉子も食べない。酒類は一切ヤラナイ（内地よりハルカニ安いのに）。タバコは日本での五分の一位。水分は日本でよりヤヽ少なく、一日三合以下。塩気は一日三グラム位。

ところが食品が全て内地とちがう。その陰陽の判定が難しい。実に難しい。色々の品を試してみるのだが、実に難しい。サ氏の親切で玄米は手に入る（米と小麦粉は統制下で入手不可能）。

その玄米が実に陰性。赤いコーリャンの様な皮。炊くと小豆飯ソックリ。スグに炊けるし、柔らかいし、ハジケルし、まるでモチ米ソックリ。味は全く水ッポイ。芽は殆んど分からない。モミは一〇%位。ミナ食べる。（十日来、自炊している）

油は芥子油しかないので、ソレニ容器がないのでまだ買わない。熊谷君のくれた椿油を使用、それも昨日でなくなった。ゴマの油を頼んである熱帯医学研究所や栄養研究所々長から、色々資料をもらって研究しているが、統計と分析表が不完全で、いよいよ陰陽決定が難しい。（後略）自炊するようになってから、サローギ氏の食事も断ったが、1日二人で10.アンナですませる事には一応成功したが、マダ第一大便に紙が要る。そのうえ腹具合が実に悪い。消化具合でなく、ソシキのボー張感。しかし陰性は注意してとらないのにだ。ハラ具合が悪いと頭の能率にグンとひゞく。一日五アンナで生きている人は乞食にもあるまい。（後略）

バナナの陰性を確かめるため、一日十二本食べて見た（リマは五本）。その翌日から全身の倦怠、困憊が始まり十日以上続いた。トクニ腹具合がワルクなったのは十日たっても治らない。ワルイといってもソシキの弛みの感じで、フツウ人なら分からずにすむ程度。毛の抜けることも甚だしい。これは恐ろしいものだ。十五、六年前、台湾でバナナを毎日たくさん食べた時には分からなかったコトだ。リマの被害—その夜中に悲鳴を上げ、十分間唸った。フクラハギがケイレンをおこし（蚊まけ、南京虫まけあり）それ以下が疼痛で効かなくなった。その後数日間全身倦怠や一日ネムケあり。私から見ているとイカニも憔悴の感。―以後バナナは一番安いが欲しくなくなった。

ＤＡＬの極陰性―ブンドオ小豆を平たくレンズ型にした様な豆。エンドオの味。これは一般に毎日の様によく用いられているが、オソロシク陰性、私たちはモーとらない事にした。

エレハンタイシス―象皮病。よく見る。片足が胴より太くなった人を想像してごらん。これはファイラリヤの一種だろうとされている。蚊に刺されたアトが二、三日傷み、後ケロリとしその間に皮がゴックなり、又二、三日傷み又ゴックなり、くり返しくり返し来る。一時私の腕がソレになるのかと見えたが、ヤット治った。リマは大変な目にあった。ラングーン辺りから左足座りコブの固いのが急にふくれ出し、玉子大になり、ミニクイことオビタダシイ。これはクダモノとダルのセイらしい。数十年の座りコブの石の様なのが急にフクレ上がるのだから、ヨホド恐ろしい陰だ。これを利用すると、硬化症におもしろいだろう（危ないが）。以上ただ二、三の食品についての報告にすぎないが―まだ百種類程あるから、―オタノシミ……。

フシギナことにハスがない。ミナ知っているが、市場にない。今、花の季節なのかもしれない。

（ＧＯＬ４５信、一九五三・一二・一三記。「サーナ」一九五四年二月、№５６号に掲載）

インドの食生活記録④（②・③は省略）

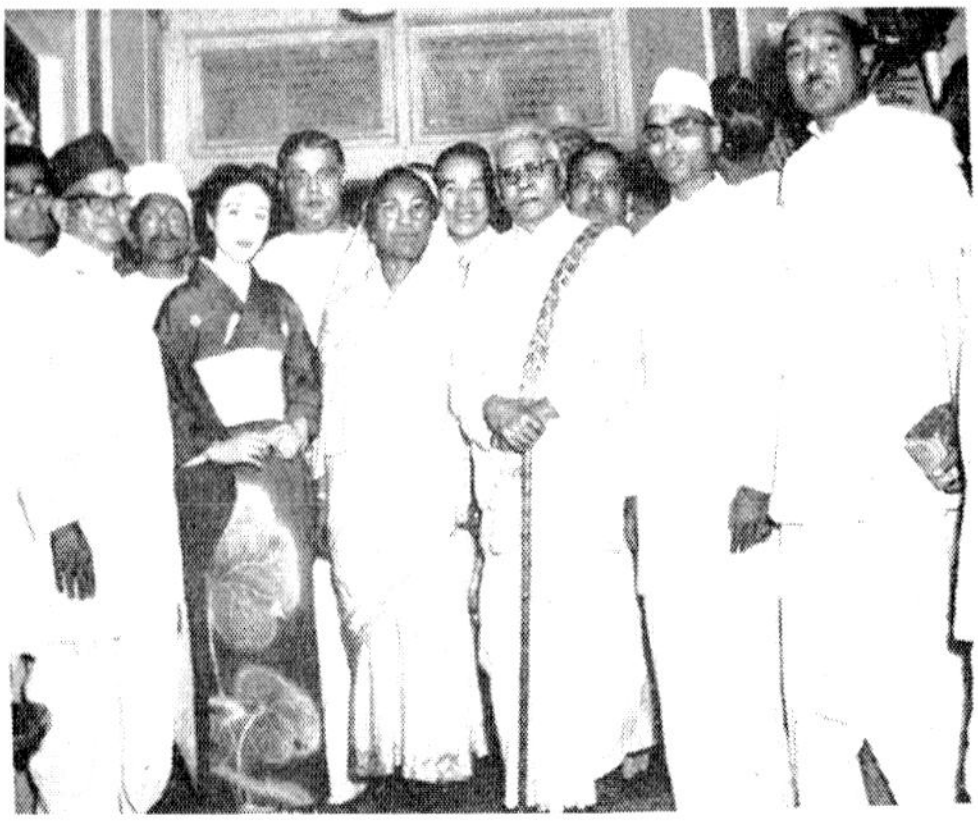

二列目中央にGO、リマ夫人（着物姿）

「まる九か月。八か月で大体インド食品、生産、農業、健康状態、医学一般、教育、インド人メンタリテイ、宗教、出版事情、商業、工業事情等の研究を一応修了したが、マダ自分の健康のコントロールはできない。白髪はふえるばかり（イボは完全に征服した）。インド特有のライ病、リユマデルマ、エレハンタイシス、インド盲腸、太鼓腹、ガス過多症、ヒフ病、猛性下痢等は完全にマスターできる。私が手をあげたいモノ一例もなし。

インドの癌、貧乏とインド特有の病気の解決策もできた。目下インドの頭痛のタネの一つ、看護婦不足（四億人に対し一万二千人。デンマークは四百万に対し一万八千人。約百倍の不足）を一か年で解決する方法を考案した。

これは日本でもやってみたらいい。三百人の未亡人、避難民（百万人以上あり）、失業者を三百人集め、三組とし三か月間各一日二時間、食療手当法（新食養療法の１１２～８頁まで）を講習する。これをＤ・Ｎ（ダイエテチックナース食養婦）として養成三百の地区に派遣し、三か月看護させ、その間毎日二時間宛三〇人の希望者にこの手当法を教える。三か月後には九千人D・Nができる。ソレニ第一期生三百人を加えて又、九千三百地区に派遣する。第六月末には九、三〇〇人の三〇倍二七九、〇〇〇人D・Nができる。第九月末には八三七、〇〇〇人にD・Nができる。第十二月末には八、六四九、〇〇〇できる。第二回目からは地区の主婦、女性一般に傍聴を許す。費用は校舎（借りモノ）第一回三か月、毎日六時間だが、インドでは広場でも公園でも森でもできる。講師は無料、授業料も無料。聴講者は一日二時間だから内職のヒマに出るだけで十分、講義は一か月で十分だから、アトは実習と健康の原理についてやる。これは中央政府への私の進言のアラマシだが、（D・Nの活動を）民間の事業として寄付金でやれる。――MIでこの運動を始めたらドオ。丸山兄の一考を要求する。これは全国主婦を二か年以内に、ミナ食養士にする事になる。

（中略）

　この食養療法士養成講習をやって全国を打って回れ。マーシャル、クレマン、エリー、その他ダレでもできるコトだ。D・Nは診断をしてはいけない。ただ療法を教えて回るだけでよろしい。（後略）」（一九五四年十月、「サーナ」No.64号より）

　なお、この「インドの生活記録」は6回にわたって続きますが、長文のため残りは最終の部分だけを紹介します。

インドの生活記録⑥（⑤は省略）

大▲（陽性の国『アリババ王子』の様な生活。

人間の快楽はミナ▽（陰）性である。モー一度追加を書く。これでインド生活学校第一学年は卒業だと思う。

インドの医学　インドには五つ以上の医学がある。

①アーユルヴェーダ医学（五千年以上古いインド東洋医学。日本の神遺方の如きモノ）
②ホメオパシイ（ドイツ人ハンネマンが一五〇年前に始めたモノ、アランジイの「西洋医学の没落」を見よ）。
③ビオ・ケミストリー（生命科学派―十二種の塩で一切の病気を治すモノ）。
④ユナニム（アラビア古方）。
⑤アロパシイ（西洋医学「異物療法」と正しく呼ばれる。
⑥自然医学（菜食医学）。

尊敬の順位が右の通り。医師の数、②が最高で六万人位、⑤は四万人位、④は主として回教徒、
①は伝統的インド人、指導者階級。官立医大は⑤と①②だけ。⑥は新興で（本家は米国）であるが、

中々盛んで五つの医学の領分を荒らしている。サローギ氏はその大将の一人。

以上、日本では想像もできない事実だし、インドに来た人でも、医者でも知らずに帰る事実である。だから『食医』や『新日中印医学』やの看板をあげても平気である。しかし私はあくまで『ヴェーダ哲学の生物学的、生理学的、論理的新版』をひろめるコトを一枚看板にしている。更に欲が深い。医学と哲学を打って一丸としている。」（ＧＯＬ５１２信、一九五四・一〇・七記。「サーナ」一九五五年新年号№67号に掲載）

次に視点を変えて、同行のリマ夫人からＭＩに送られてきた通信を読んでもらいましょう。

百町歩のＰＵ農場―でも出られる用意を！（リマ記）

「五十一信、受け取りました。マーシャルが地方発展をはかって下さるので、大変ありがたいです。東洋無双原理研究所の事業案はドガ様が持って行ってくださいましたから、その内に知らせがある事と思います。

パンデイ（ビハリボースと働いた青年）が今度政府から一〇〇町歩ほど田舎に土地をもらいました。デリーの奥の方ですからカルカッタより少し寒い所でとても良い土地との事。ここを是非ＰＵ式農場にしたいと私が申しますと、大賛成で一昨日下検分にパンデイは出かけました。

ここにＰＵ式の農業希望者を一〇〇人位入れられると思います。地方の人々に一日も怠らず、いつでも出られる様に伝えておいて下さい。ＭＩの人たちもボンヤリしていないで用意をしておきなさい。

青年活動隊が出来ましたとの事、うれしいことです。シリキレトンボにならぬ様成功させて下さい。ＭＩの炊事部や、ＭＩの秩序が乱れているように感じますが、一番大切なことですから充分お互い気をつけて、それをよくしてください。

冨塚、高垣さんは五日に東京へ、飛行機で帰りました。ＭＩを訪ねるでしょう。

五月のお節句の日、とうとう『ＫＵＳＡ』（英文）が出来上がりました。シャクンタラ・ラオ（女性）さんが、十三日にそちらへ出発しますから二〇〇部持って行って頂きます。庭の除草や台所をキレイにしておいてください。『ＫＵＳＡ』は外国とインド内へ、三〇〇部ほどキソーいたしました。反響が楽しみです。（後略）一九五四・五・一一、リマ記」（「サーナ」一九五四年七月No.61号より引用）

『ＫＵＳＡ』と『Tow Great Indians in Japan』発行

『ＫＵＳＡ』については、当時の「ＷＧ新聞」に次のような解説文が掲載されています。

新食養療法と医学評論の国際雑誌。G・Ohsawa Editor。

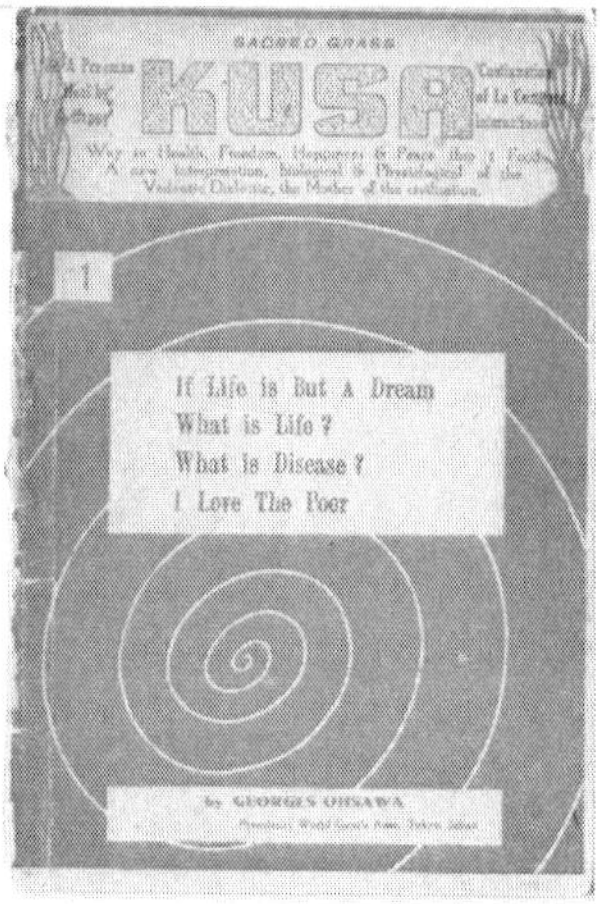

神聖なる草を意味す『KUSA』

月刊『ＫＵＳＡ』第一号　カルカッタ市　日印文化協会発行

「ヒマラヤの南方に五千年前咲く花の匂うがごとく栄え、平和と自由の国を生み出しヴェーダ哲学（東洋無双原理）の生理学的、生物学的な現代訳。

ヤサシイＧＯの英語でとかれる生命の原理、健康の原理は若い日本のＰＵ学徒や、人間革命を目指す夢と情熱のある青少年に、かの岡倉天心の『茶の本』を思わせるモノがあるが、『茶の本』の様にムツカシクはない。世界版自然医学講座、ＫＵＳＡはサンスクリット語で最も『神聖なる草』を意味する。日本語のクサは実は五千年前のサンスクリット語である。

（一年五ルピー、一部八アンナ。日本定価六〇円、米国二十五仙、仏国六〇法）」

また、この頃桜沢はインドに於いてビハリ・ボース、チャンドラ・ボース両氏がいかに深く国民の間で追慕されているかを、チャンドラ・ボース氏五八回生誕祭に出席して知り、感激、資料収集に苦労しながらも、次のような英文による本を書き上げています。

『Tow Great Indians in Japan』　by G・Ohsawa 桜沢如一著

「日本に亡命三十年、新宿中村屋主人相馬愛蔵、同黒光夫妻に助けられ、ツイニ祖国インドの独立に乗り出し、百五十年に渡る英国の暴政と搾取に終止符をうちたるラス・ビハリ・ボース氏は、独立せる大インド連邦共和国の貴い犠牲の一人である。本書はボース氏の亡命三十年間の苦心とボース氏を助け、暴力から守った相馬夫妻の稀にみる義侠と正義感、ツイニ志士ボースの妻として２８歳で散った（相馬）俊子氏の隠れた史実を忠実に描いている」

との解説と共に、「又、革命動乱の最中を突如脱出した大政治家スバス・チャンドラ・ボース氏がアフガニスタン、トルコ、東欧諸国を横断してドイツに現れ、潜航艇に乗ってアフリカの南端に至り、そこで暴風の中を日本潜水艇に飛び乗り、スマトラから東京へ飛び、インド国民軍、インド独立後政府総統として再び南下した」という「国際秘史」的な活躍ぶりも、同時に描かれていると言われています。（前文三つのカッコ内はいずれもＧＯＬ、１９４信①と②一九五四・四・二三記より引用）

当時、ＭＩに在籍していた私もリマの妹、プランタンが（後にフローラと改名）新宿中村屋の相馬家へ、ＧＯからの手紙を何度も届けに行くのを見て刺激され、黒光さんが書いた『黙移』や、黒光さんと長男安雄氏共著の『アジアのめざめ』などの本を、神田の古本屋街で何冊も買い集め（恩師、友人にやったり）、自分で読んだりしていたことを懐かしく思い出します。

ところで、インドに於ける桜沢の忙しい活動の中で「九か月目の大発見」というスバラシイ（陰陽の勉強には恰好の）通信（詩文）が送られてきているので、これも紹介しましょう。

時速一千哩の遠心力

第六回カルカッタ無双原理講座の七月二十三日夜のゼミナールで、私は　大きな発見をまた一つ発表した――。占星学者も、相場師も学生も、サラリーマンも、医者もアットばかりウメキ声をあげて、しばらくモノも言えなかった。

――ここに地球がある。ここが熱帯でこれが赤道、赤道の遠心力はドンナモノだ。分からない？君、地球は回っているとしよう。するとその赤道でのスピードはイクラだ。

そお、一時間一〇〇〇哩だ。君、時速一〇〇哩の車で走るとき、或いはヒコーキで一五〇哩で飛ぶとき、君はモー風にさらされて立っている事はできない（十数年前、森山おしまさんと私が、京城から大連まで、ヒコーキのタダ乗りをやった時、フオッカーの古いヤツだったからスキ間風が入ってきて、私たちは凍死するほど寒かった）。だから時速一〇〇〇哩で飛べばどれ位▼性になるか分かるだろう。

赤道で一〇〇〇哩、日本では五〇〇哩。北極では〇哩だ。
あゝ、ナント言う巧妙なカラクリ！
寒い所ほどスピードはのろいンだ。
暑い所ほどスピードが大きい！
（この時速だけで、四地帯別がハッキリするじゃないか！）
モシ、この熱帯に熱と光がなかったら、
人間は北極よりも早く凍死する。
我々はここにいるだけでモー恐ろしい▼性になるンだ。
だからこの土地の作物、産物、人物はミナ▼性なんだ。

あゝ、熱帯の光と熱！

これがなかったら人も動物も植物も瞬間に凍死する。

あゝ、神、宇宙の秩序と言う奴はナント親切な奴だ！

だからこの土地では、アイスクリームも氷も、アルコールも清涼飲料水ものむ人がないのだ。

皆熱い茶を飲む、決して水なんか飲む人はない。扇風機を使う人も少ないし炎天下で帽子も傘も用いない！

私は日中でも客のない限り、頭上の四尺の大扇風機を止めておく。夜、ハダカで石の床に寝るとヒヤリとして気持ちはいいが、翌日はモー全身が神経痛を起こしている。


あゝ、熱帯の遠心力、時速一〇〇〇哩！

あゝ、熱帯の光と熱！

何と言う大きなメグミだ！　何と言う偉大な構造！

宇宙の秩序、▼と▲、表と裏の組み合わせ！

これで熱帯にオソロシイ▼性病、ライ、エレハンタイシス、マラリヤ、喘息の多いワケが分かった。

ＭＩの子らよ、竹の子会の少年少女よ、
熱帯へ来てもケッシテ、一日中扇風機をかけたり、大空の下で寝てはいけない！　ライオンやトラの様な▲性でさえ、深い洞窟に住んでいるんだから！

熱帯へ来たら、熱帯を愛するんだ。

この光、この熱、こんなスバラシイ偉大なメグミはあるモノじゃない！

これがなかったら、君はこの熱帯で、一分間で凍死するんだ！

おゝ、時速一〇〇〇哩の遠心力の▼の大きさ！

夏には夏を愛して汗を流し、冬には冬を愛して雪山で汗を流せ！

逆境には逆境を熱で愛し、貧苦には貧苦を汗するまで愛せよ！

あゝ、人生は何と言うスバラシイモノだ！

あゝ、宇宙は何んと言うオモシロイ楽しいモノだ！

この宇宙で不快なカオしている奴があったら、ソレこそ宇宙の秩序のスパイだ！（追放令の五日目の朝）」（一九五四年十月号「サーナ」№64号より）

そして締め括りとして、桜沢のインドに於ける活動のアラマシを伝えるGOメモ—の頁を開きましょう。

私の10—Bigs（十大プラン）　GO

「恒例により、一九五四年の十大事件を、無意味な年末年始のアイサツに代えよう。

△の部

①五百人余の重病、難病、不治病指導で一人の死者も出さず。

②（八月）追放令突破。

③オーロビンド大学七人の留学生とスカラシップ。ブラパルタク・サンガム文化大学の四人の招待状。
④『二大ボース伝』第一巻出版。
⑤テオゾフィー協会三か月の英ANS終わる。
⑥畏友ミニエとの友好のヨミガエリ。
⑦日印文化協会設立、UPI創立。
⑧インド最低生活線の探検成功（一日五アンナ）。
⑨自然薯、クズ、小豆、ヒエ、アオザ、アカザ等々の発見。
⑩サニヤル博士、シェロフ博士、ローダ博士等十数人の新しき同志の発見。

フロク

①ベルナ（デット）の卒業、ヴォックス（箱崎）のジャンプ。
②トミオ（菊池）の突撃開始。
③ゲーマン博士CMRB副会長となる。
④ヒデオ（大森）の出発。
⑤ミツギ（柳田）のヨミガエリ。

⑥自然医学協会にて表彰さる。

⑦ドーガー氏、Ｓ・Ｐ・ジャイン氏の強力真摯なる後援。

⑧フローラ（新聞売り子）の登場、礼子の発憤。

⑨ジャニーヌのジャンプ（パリＰＵ友の会生る）。

⑩ＷＧ部隊の再興。

⑪小林夫妻のジャンプ。

⑫中村嘉壽、田村一雄、上村等々の諸先生、その他有力なる多くの新旧会員、同志の絶大なる後援。

⑬ＭＩ人による多大の排他性のモノスゴキ教え。

▽の部

①カゼにてハナ汁を出したコト二回、奇怪なヒフ病二回、白髪八〇％になった事。

①アチャリヤ，ケシダスを脱線させたこと。

②ジョン、クレマン、マーシャルの脱線。

③アヴェリーヌ脱線し正体を現わす（その暴虐無道の排他性を発揮させたコト）。

④ＭＩを「殺人の家」にしたコト（イヴ、ドン、忠、アンナ、ジャンヌ等を救えなかったコト）。

⑤リマをジョツナにしたコト（オセンチを出して救けてしまったコト）。

⑥ガリマール、クローデット、マニヨ等のゴーマン性を破れなかったコト。

⑦幹生、卓郎、頼子をウラギリ者にしたコト（幹、卓の二人の落伍者はヒドク、イロイロな方面に不信用を招いた。これは私のオセンチからであり、ＭＩ生の不ガイナサからである）。

⑧ロージェの「赤ハナ」を治せないコト。

⑨ソフィー、レアン、クロード、アルモラ、光代、房等々の蝉脱に失敗。

フロク

タクサンあるので、書ききれない。慙愧にたえず。忽々として一九五四年を送る。一九五五年の十大ユメを見よう。

一九五五年のユメ

①この▲の国で白髪にならぬ法の発見。
②ＵＰＩ本格的に活動―ＧＨＱの確立。
③「ボース」第二巻、「クーサ」その他の英文出版物。
④ヒンダスタン大陸一周旅行。
⑤大サナラントの開設、ＤＮＩの開設。
⑥ＲＨＭ機製造会社の設立。

⑦ＭＩ青年百人の渡航を助ける事。
⑧ＵＰＩ大農場の開設。
⑨日印合弁の諸商工社の設立。
⑩ヒンズー語の独習」（以上、ＧＯＬ７０２～７０３信、一九五四・一二・一九記、一九五五年三月「コンパ」95～96号より引用）

なお、こうしたインドに於ける桜沢の八面六臂の活動に呼応して、ジャンプして行った人たちの名前を、「サーナ」や「コンパ」の「本部だより」、「編集後記」などから、若干の来歴を添えて列挙して見ます。

桜沢からジム高浪（市太郎）氏への渡印要請来る！

まず初めに、戦後間もなく桜沢の真生活運動に呼応して、九州福岡の浮羽支部を立ち上げ、その後八年来農学校の教職を投げ打って熱心なＰＵ運動を展開してきた高浪氏のことを「支部の動き」（一九五五年六月「サーナ」№７２号掲載）の記事の中からお目にかけます。

「昨年一月には支部会員一〇〇名突破、七周記念として九州大会を開催、当時の理事長糸賀近江学園長、天野博士、小牧、安藤の両ドクター、小川法慶氏を招き、講習講演を開き、九州各県からも代表者が参加し、盛会であり、ことに講演会では『五色の毒』を強調して一般の人を啓蒙した事は大きい収穫であった。現在は三誌（WG・サーナ・コンパ）を合計して、一二〇〇部の取得、『浮羽通信』の発行、月例研究会の開催、後援会座談会、食養指導をやっている。私の渡印後（実現は約二年後、筆者註）は田辺、熊谷、その他の熱心なメンバーによって運営される。」

「それまで十幾年GOについて、大津、日野春、東京、横浜、東京と、転々とした本部にくっついて回って、PUDに参加した事が役に立ち始めたのである。浮羽支部は私が作ったのではなく、全く盛り上がったのである。」

とこの記事の中で、地道な自らの食養歴を語っています。

こうした実績を評価したからこそ、桜沢からいち早い渡印要請が来たのだろうと思われます。

筆者はその頃（この記事が出る前）丁度MIにいて、渡印前に挨拶がてらMIを訪ねてきた高浪氏と一度会っています。しかし、このような経歴も知らず「どこのオッサンが来たのかな」といった表情をして、大変失礼したことを恥かしながら思い出しました。

さてその後、ベン中園（傑雄）、フランク村田（鶴彦）の両氏が、MIで催された送別会（五月）に中村嘉壽先生と共に出席、（予定より一か月遅れて）同年六月五日東京発、八日神戸出帆、渡印の途についたとの記事が、同じく「サーナ」№72号の編集後記に載っています。

なお、「続いて和歌山県の古久保宇吉氏も丹精の農場と建物を本部に一任して渡印されることになりました。」と．同年五月「サーナ」№71号「本部だより」に記されています。

一方、北国の福島県の鏡石で、やはり古くから活発な支部活動をしていた農民歌人（ＧＯの序文付き「草笛」の歌集あり）エルネスト村越兄、弟ポール両氏、それに本部理事の川口とし子女史に、プラバルタク文化大学院＝ＵＰＩから入学許可が下り、（一度は三月十七日東京発、十九日神戸乗船、二十日出帆と「サーナ」№70号の本部だよりに載っていますが）、ＭＩで盛大に歓送迎会を四月にやったことを考えると、これ又その後に予定変更をして出発しています。はじめ桜沢夫妻のいるカルカッタへ行き、間もなくインド本国縦断の慣れぬ旅をしながら、かつてフランス領だったポンデシェリの街へ（日本人で初めて）行き、厳しい環境の中での農業指導（３年間）を開始します。

さらにインド行きの人達より先にアメリカ（タミ―中山、ロメン佐藤、ミチオ久司、ヘルマン相原、アヴェリーヌ女史等）やヨーロッパ（オーギュスタン、エブ、ベルナール、エーメ、少し遅れてカタリーナ女史等々が）へ行って、すでに成果を上げ始めているこれらＰＵ学徒の先輩の要請を受けて、海外の各地へジャンプして行った、とくに女性の正食料理指導者もたくさんいます。

また独自に、例えばＭＩ退所後、自分の郷里栃木県の馬頭町でＧＯ張りの強烈なＰＵ運動を展開していた**菊池夫妻**（トミオ、ベルナデット）などについても、この年の八月八日、長男クリシュナ君を伴って、「オランダ船ボイセベン号にて横浜港を出帆、名古屋、神戸を経て南シナ海、インド洋を渡り、アフリカを回って南米サンパウロへ向かいます。永住の名目ですが、氏は世界中を歩き回り、ＰＵ、食養を広めるという大暴れをやるでしょう。」との記事が、同年九月発行の「サーナ」No.75号（49頁）に掲載されています。

ちなみに菊池氏のMI退所後の活動に関しては、PU学徒仲間の当時ニューヨーク国際文化研究所長の久司道夫氏の序文を頭に、かつアルカン山口氏の解説付きの（いささか題名は過激ですが）「血と金―この奴隷化を促すもの―」（一九五七年十二月刊、山口卓三発行。この時の氏のペンネームは菊池梢三）と言う現代医療の在り方を痛烈に批判し、運動を展開した記録本があります。

また、その後ブラジルでの菊池氏の活動、その他については「新しき世界へ」や「コンパ21」等のバックナンバーの記事から、その一端を知ることができます。

さらに（私のMI退所後になりますが）、延びのびになっていたジム高浪は、エリー菅本、クリマック吉見、それにフランク村田の妹、竹原幸子氏の四人と一緒にインドへ向かって一九五七年九月四日神戸を出発（「正食を求めて」―菅本フジ子物語―の冊子にて確認、筆者註）、コルネリアはヘルマン相原のいるアメリカへ、そしてニック・ミヨコ夫妻、アルモラ星・ジュリアンヌ夫妻、末武夫妻等も菊池氏の後を追いかける様に、ほゞ同じ頃ブラジルへ渡って行った事を昨日のことのように思い出します。

追記「教育論・菜食論・医学原論」

桜沢のインド訪問は、最初ビザの関係から三か月位の予定が、延びにのびて気が付いてみると丸二年という月日（インドからアフリカへ向かう飛行機の中でＧＯが書いた「只今赤道通過中なり」の一文が、他の読書感想文と一緒に綴られていますが、その日が一九五五年十二月四日で、丸二年を数日過ぎた日に当たります。ＧＯＬ９２７信参照）が流れ去っていました。

その二年間の活動の概略をこれまで述べてきたつもりですが、重ねて皆様に読んで頂きたい桜沢の次の三つの、インドから送られてきた貴重な論文（ＧＯは「メモ」という表現も使っています）が、まだ残っている事をお知らせして、この項を閉じようと思います。

それは「教育論」、「菜食論」、「医学原論」の三編です。

最初の「教育論」の発表（初出）は一九五五年三月発行の「コンパ」№９５～９６合併号で「本能と教育について—新しい教育の指導原理—」という表題の下に、メモとは言え①「ハシガキ」から⑯まで各項に小見出しをつけ、５０頁にわたって論じています。

こんな書き出しで始まっています。（ハシガキの前文の一部）

「とおとお一年、カルカッタで過ごした。その記念に私はこの一編のメモを日本の友に送る。例によって私の走り書きだけれど、何分一日一五円以下の食費を目指して、ホトンド一日一食で、昼夜の別もなく、エレホン国ＰＵ山最高峰を征服するために苦闘を続けている私のメモである。これは私を後援する諸君、後に続く諸君のために或いは大いに役立つ日があるか、と思う。

このメモのネライは最近の心理学、生物学、生理学、生化学などの本能と習性の研究の成果や方向を一見し、これから新しい教育原理を組み立てると言う新しい人類の最大、最重要の基礎工事（私が念願し、試みつゝ、ツイニ果たさなかった偉大な冒険）をやろうとするPU学徒のために、私の六十一年間の最大の発見の結晶を書きとめるコトである。（後略）」

この「教育論」には、さらに二つのフロクのメモがあります。

フロク①義を見てせざるは勇なき也＝諸君はユダの共犯者か？＝（「コンパ」№97〜98号に掲載）

フロク②第七判断力について（「コンパ」№99〜100号に掲載）

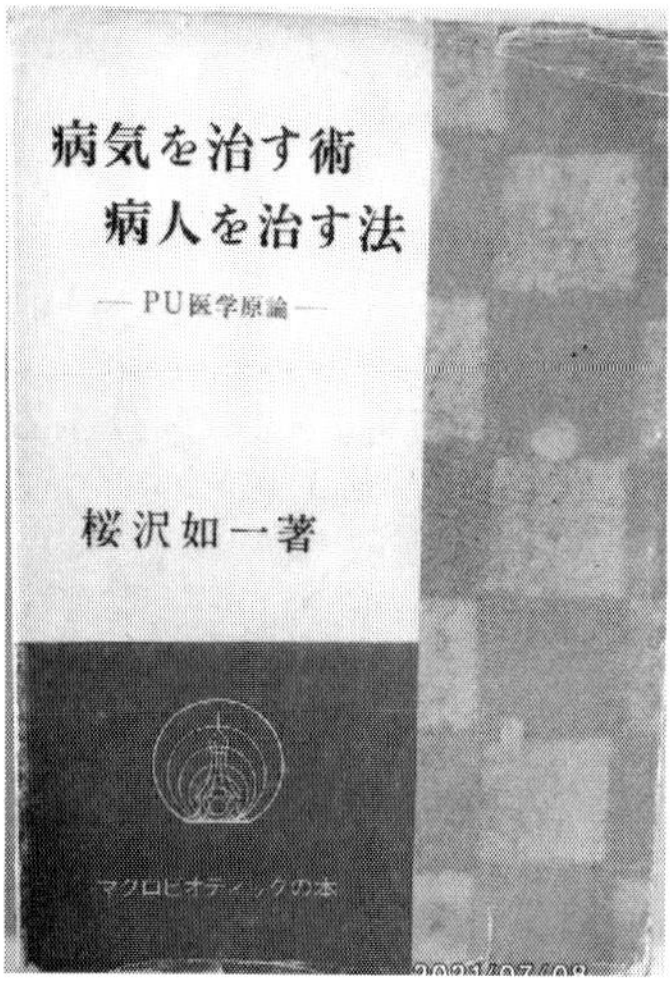

桜沢如一著作刊行会編

次に日付順から追っていくと「菜食論」が、今度は同年三月の「サーナ」№69号誌上（初出）に、PU（無双原理）を安易に疑いもなく信奉している人達の意表を突くようなタイトルで、当時のMI生の食についての討論、とくに動物性摂取の是非の問題を組上に上げて、一々GOが手厳しい批判を浴びせています。

第１回目の表題は「純正精進食はしなくてもいゝ」（上）

―正食と邪食・菜食と肉食について―ハシガキの他　①～⑨迄。

第２回目の表題は前掲と同じですが、（上の二）として、ムスビとしての⑩、⑪、⑫のメモが、同じく「サーナ」４月、№７０号に載っています。そして、さらに第３回目、追加（下）としては、⑬肉食について⑭二人の脱出者（ミツギとヒデオ）⑮補遺「分からない」モノ―が同誌五月、№７１号に掲載されています。

ただ、これら二つの「教育論」と「菜食論」は、残念ながら当時の雑誌から直接単本化はされていませんが、後の「新しき世界へ」（「世界政府」改題）誌上に、一九七四年四月～六月（№４５３～４５５号）には「菜食論」の（上）、（上の二）、（下）が、一九七六年一月（№４７５号）には「教育論」の①ハシガキ～⑯までが、それぞれ『ＧＯテキスト・シリーズ』の一編として再録されていることを参考までに申し添えておきます。

その点、「ＰＵ医学原論」―病気を治す術、病人を治す法―の方は、桜沢が亡くなられた一九六六年から間もなく当時の日本ＣＩの編集者と丸山博氏を代表とする『桜沢如一先生著作刊行会』同志の方々の協力、お骨折りによって「健康の七大条件」の本（ＧＯ―４）と同じく一九七二年十二月に、（ＧＯ―６）として単本化、市販されています。

内容についてはその「ハシガキ」の半分程を写すだけにして、読者の皆さんの楽しみを奪わぬよう紹介しましょう。

「本文は先に書いたPU「教育論」と「菜食論」に続く「医学論」であり、合わせて三部作になる。これはミナ無限の自由と永遠の幸福と、絶対の正義を万人が確保する道（原理と技術）だから、他の私のスベテノ書きモノと同様なネライをもつモノだけれども、モー四十年もとき続け、書き続けているのに、ホントーニ私を理解してくれた人が余りに少なすぎるので、最近イク子、ミヨ子、マニヨ三少年のアブナイ足どりに心を痛めた余り、ヤムナク筆をとったモノ。それと言うのもこれらの三少年の低い幼い判断力にくらべて、劣らぬとも優らぬ青年大供、老人が多いからである。

　これはクワシク書けば千頁にもなるだろうが、私は書くコトがすきでたまらないのに、フシギニ長いモノを書くコトは好まない。私の行く道、とくコトは画や柔道や詩と一つで、イクラ説明をしても分かるモノではない。ソレより実演して見せる方が早い。だから私のカクモノは報告かキロクのようなモノで、ホントーニ理解したい人は実地に自らやって見て、そのコツを自学自習するほかはない。その自学自習にあたり、少しでも、在来の他のカリモノの判断（自分の発明、発見でないモノ）を固守する思想硬化症は、ゼッタイニ新しい原理や技術は身につくモノではない。この硬化症は老人になるとダレでも大なり小なり犯されるものだが、少年や青

年でスデニその症状をもっているのも少なくない。（中略）
この道を進むについて初めから何か反感やウタグリをムネに秘めているのなら、サッサと他の道をとるコトだ。科学が絶対に否定する無限の自由、永遠の幸せ、絶対の正義（一言で言えば真理）を君に確保すると保証するこの道は他に一つもない。この道はＡＮＳと言うし、ＭＩとも言うように、全く古今独歩、空前絶後の学び舎なのだから、ソレを世の常のモノと混同するようでは入る意義がない。これだけ言っても分からない連中は、サッサと死んでいくか，グングン不自由と悩ましさのドン底に突進してゆくのだから、私は捨てておく。」

次に②病気とは何か　③二つの問題　④健康術は自由人の第一の技術　⑤判断力とは何か　⑥アグネスを殺した私　⑦ノアの箱舟の乗組員よ来たれ！　⑧あゝ！この空飛ぶカーペットを！　⑨マズ悲願千人斬りをやれ！　⑩ホントーの学問、等々、大変興味深い、読み応えのあるテーマが、⑲話まで並んでいます。

フロクとしては「判断力の七段階」のことが、簡単に記されています。

なお、この時期より四年後の一九七六年十二月、同じく日本ＣＩ（渋谷区大山町の時代）から、ＰＵ研究者待望の大判「ＧＯＬ（通信）集」十二巻（桜沢直筆の手紙をコピーしたもの。因みに価格は表記されていませんが、一巻、参萬円でした。）が、「桜沢如一先生著作刊行会」代表・丸山博氏の序文を添えて刊行されました。

筆者は直ぐに日本ＣＩへ注文、間もなく先輩のガリマール川嶋氏から礼状と共に全巻が送られて来ました。一枚ごとに綺麗にコピーされ、ファイルされたＧＯ直筆の文字が紙面に躍っているのを見たとき、再び少年の日の感動が海鳴りのように身体いっぱい甦って来て、何とも言えない気分にさせられた事を思い出します。もっとも、その後、いや歳をとった今でもＧＯＬ集の頁を開くと、彼の熱っぽい直筆からの感動（筆力）で頭が一杯になることには変わりありません。

閑話休題 ① 『愛するというコト』

愛するというコトは、有島武郎の「惜しみなくうばうコト」ではない。ミラーがうっかり「自分のものにする」（所有）とモラシテ、自分が胴欲なアメリカ人であるシッポを見せているのはオモシロイ。

愛する、というコトは自分が一〇〇%相手のモノであるという自覚、自分の抹殺だ。愛される、と言うコトなんだ。毎日毎日、より強く、より深く愛され、より多くの人から愛されてゆく事だ。自分がドレホド強い愛情をもっているか、と言うコトは、自分がドレホド多くの人から愛され、慕われるか、と言うコトでハッキリ測定できる。ナニを見てもダレを見てもすぐ好き、大好きになってしまうのでなかったら愛情をホントーニもっていないのだ、所有欲なんだ。よく似ているが大へんなチガイだ。前者のは自然だが、後者のサービスはサギだ。サギはイツカばれる、そしてきらわれる。所有欲を法律や道徳で抑制したり強制したりする様な社会は必ず亡びる。

この世でイカナルものでも、人でもキライナものがあったら、その人はケッシテ幸せにも自由にもなれない。まして悪口、カゲ口放送、ニクシミ、ネタミ、ノロイ、ウラミを少しでも持つ人はもうダメだ。ソンナ人は排他性のカタマリで、破壊しかできない。しかし、私はソンナ人の方が好きだ。私はスベテのモノと人をＯＫしてきた。ソレは私たちがミナ知っている。（私が追放した人は、アマリ君たちを苦しめるか、その人のためにソノ方がいいか、だっ

たからだ。――　Ｊはこれがサッパリ分からなかったナア）

まず一人の人を愛するコトだ。ツマリ一人の「友」を見つけるコトだ。一人の友を見つけるには少なくとも一万人の人を愛してみなくてはならない。君が全身全力で愛しているのに愛されなかったら、君の愛が実は所有欲なのだ。この世の愛なのだ。

しかしコンナ簡単なコトがなかなか分からないんだ。ソレが人生のオモシロサだ。ソレはイクラ教えたってダメだ。自然とソンナ生活しかできないように生みつけられ、育てられなくてはならない。ソレには自らソンナ生活をして見せる親、兄弟がなくてはならない。ソレは実に稀なことだ。しかし、ヒモジサとサムサ、クルシサはヒトリデニそれを教えてくれる。

君たちはミナ私を愛してくれる。ナラとにかく私のやるコトをよく見ていたまえ。そして早くジャンプするコトだ。

（恋と愛は全く別物。恋は第二、愛は第六，七の判断力）

「筆者注」

この桜沢の一文は、一九五三年十月十三日、ＭＩ生はじめたくさんの関係者の人たちに見送られながら神戸出港の英国船「サードハナ」号に乗船して二日目にＭＩ生あてに書かれたものですが、前半と後半部分が省略されています。

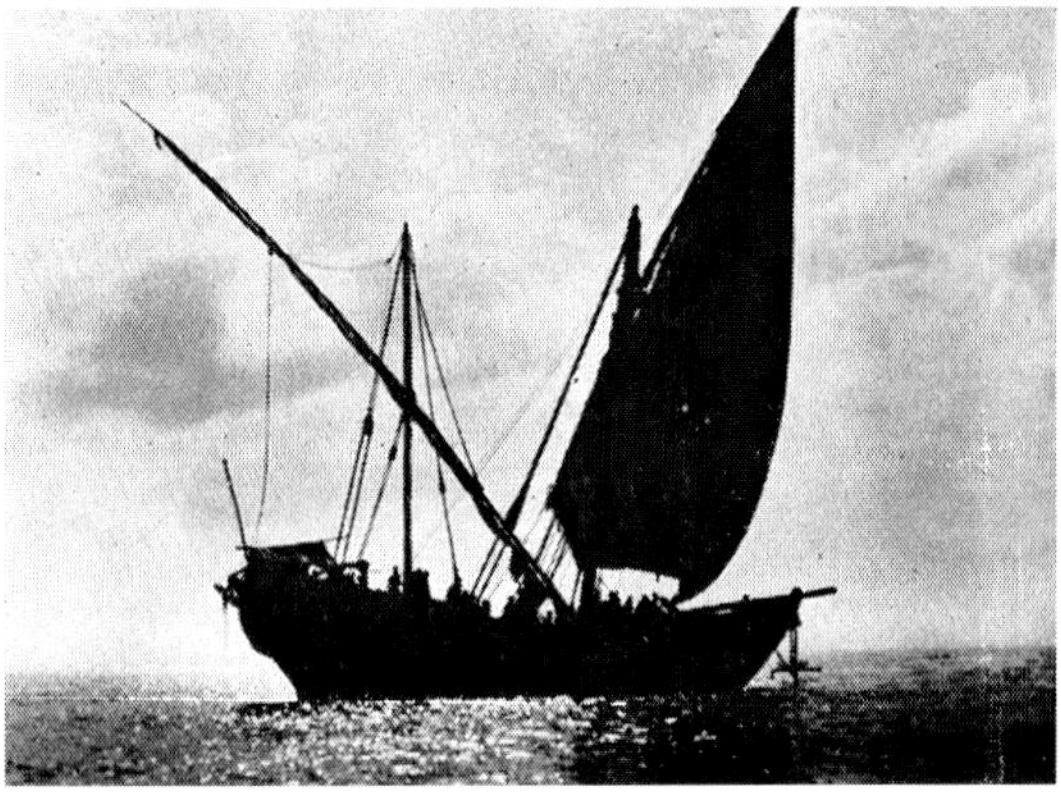

こんな船で数千年来、支那人、アラビア人はアフリカに来ていた
(『中央アフリカ横断記』に掲載写真)

第二章　［アフリカ編］

S博士との対決

―苦闘の六十日間を乗り越えて

桜沢がアフリカへ行く最大の目的は、当時世紀の偉人として
ノーベル賞を受賞して間もないシュバイツアー博士に面会し、
人間革命の有効な手段としての正食法を提案、
一挙に理解してもらおうと言う野望をも秘めたものでした。
長い苦難の旅路の末、桜沢夫妻はジャングルの中の聖地へ到着。
しかし、S博士との対決は予想外の厳しい展開を見せるのでした。

インドから赤道アフリカ横断の旅

さて桜沢のインドでの活動は、チタランギヤ氏との出会いから意外な展開を辿って初めの予定から大幅にずれ込み、二年という月日が流れてしまいました。

それだけに桜沢が投げかけた行動はインドの人々にとって、とくに医療関係者にとっては衝撃的であり、ひいては国の政治経済にまで及ぶ重大な問題提起でもあったわけです。それは伝統的な生活を尊重するインドの人々の多くが、西洋文明に侵食されながらも桜沢の病める人々への適切な処方箋に、あたかも蔑ろにされようとしている自国の古典医学との類似性を改めて気づいた当然の結果であり、要請であったと言えるかもしれません。

前章に於いてはインドに於ける桜沢の活動のあらましを述べたつもりですが、あまりにも多様な桜沢の活動を振り返ってみると、やはり筆者には心満たされない気持ちがわいて来て、もう一度彼自らがインドでの活動を振り返った「カルカッタ脱出」の記、また目的の地、ランバレーネへ向かう途中、アフリカ（ケニア領）の共和国海岸州「ポンディシェリー」、また「モンバサ」の街での出来事についても触れざるを得ません。

カルカッタ脱出　（GO記）

フシギナ白髪の老人—

　ただ一週間の予定で私たちがカルカッタに上陸したのは丁度二十二か月前、一九五三年十一月でした。予定の一週間がすぎて、イヨイヨ、ニューデリーに出発しようとする前夜、フシギナ白髪のインド人に会いました。私のまずい英語を、二時間も—夜半まで聞いてくれました。そして最後に意外にも、

「アナタ方はカルカッタを立ち去ってはいけません。沢山貴方たちを要求する人がいます。」

　とオゴソカナ声で言いました。私たちは一週間毎日の様に走り回り人を訪ねたのですが、探し求めていた人が見つからないので、悲痛な気持ちと前途の不安を胸一杯にもっていたのです。それでも私たちは翌日トーマス・クックへ切符を返しに行きました。その夕方、フシギナ白髪の老インド人チタランギヤ氏は伝統的なインド人特有の一枚の布をまとって、サンダルをはいて、私たちの宿に現われました。それから毎日、降っても照っても彼は毎夜六時になると現れ、八時九時頃まで私の話を聞いてくれました。私の英語の発音をなおしなおし、辛抱強く、三か月間、日曜も休日もなしに—。二か月目にサローギ氏の都合で室を開けなくてはならなくなると、チタランギヤ氏は早速自分の弟分の千億長者ドーガー氏の大理石の大きな御殿の一室を私たちに与えてくれました。私たちは生まれて始めて、大理石の大宮殿に住む身になったことをただ

夢の様に思いながらドーガー夫妻自らの手厚いお世話になって、いつしか二年近くの日を送りました。ナント言うフシギナ事でしょう。三年前にロンドンで私のことを聞いて、ゼヒ一度訪ねたいと言ってきたカルカッタのサローギ氏の手紙一枚を頼りに私たちは出かけてきたのですが、旅費も二、三か月分しか持たずに出たのですから、前途は不安なモノでした。ソレが大理石の御殿で悠々と、千億長者夫妻に世話されながら、二年も送ったのです。その上、私のためにＵＰＩ（無双原理講究所）を開設することまでチタランギヤ氏は引き受けてくれ、何億円でも出す、と言ってくれました。ドーガー氏その他の千億長者が五、六名も動員されました。人生まことにフシギナモノです。神が全知全能であるとすれば、人はその全知全能を思うさま享楽するために、この世に送られた一人子でしょう。人の幸不幸は、このコトを知っているか否かにかかっているのです。

この二年間に私は、米国以上に入国のムズカシイと言われるインドへ、数人の同志を入れることに成功しました。もう、去年五月までに五人が着いていました。アトは何十人でも何百人でも世話をできる段取りができましたし、各地で東洋医学療養所を造ってほしいという要求もタクサンあります。農業その他の技術指導に対する要求もタクサンあります。何千町歩でも何万町歩でも引き受けられます。軽工業の指導はイクラでもあります。（最近、日立の大型機関車を百台輸入したモデイ氏は私のゼミナールを三か月も自宅でやった人です）。漁業指導も農村指導も、ミニエ氏の小型飛行機製作までも、要求は次々と増えてくるばかりです。

しかし二年目の始めの頃、私は新しいプランを抱きはじめました。チタランギヤ氏、ドーガー氏からぜひこの国に永住してほしいという申し出があったので、私はよろこんでお受けしたのです。生来の仏教国民の一人が、仏陀の国の市民権を与えられる事はチットモおかしくはありません。しかし、追々日々ふえてくる訪問者や、重要な関係や親しい関係がもう私たちをガンジガラメに縛りつけかけているのに私は気がつきました。

生まれつき一〇〇%の自由を要求する私はヤット六十歳で日本から自由に放たれたのですが、もう二か年の間に又してもいろいろなキズナがクモの巣の様に私をとりかこんでいることを発見したのです。そこで欧米を廻ってきたいという意をチタランギヤ氏に打ち明けました。しかしチ氏は頑として受け入れてくれません。そこで私も持久戦に出て、ヤット六か月目にチ氏を説き伏せました。氏が涙ながらに承諾してくれるのを見ると、私たちは痛くムネを打たれました。こんなに私たちを愛してくれる人が、インドにはタクサンいるのです。インドは神々の国です。殺生禁断の国です。シラミを一つ一つ取り出しては殺さずに遠くへ捨てています。仏教は一五〇〇年も前に亡びましたが、仏教以上に戒律のきびしいジャイナ教が行われています。そのお寺へ行って見ると高僧がお説教をしていますが、僧侶はすべて童貞で女性に触れることを恐ろしく嫌います。お参りの人々は男女別席で、女性席には幕を張って見えない様になっています。まるで平安朝の聴聞席です。高僧の一人を治療するために私たちは招かれて行ったのですが、前もってジョツナ（の略字はJ＝リマのこと）は手を出さない様に注意をされました。

　トニカク私たちは二年間、ユックリ内部からインドの人々を見ました。フランスで十年以上も暮らしながら、エッフェル塔にも、凱旋門にも上ったこともない私、『巴里祭』も見た事のない私ですから名所見物は一切いたしませんでした。それでもナゼ阿育王（アソカ）の権力をもって広められた仏教がキレイニ亡びてしまったか、しかも今だに仏陀が尊敬されているか、ナゼきびしい肉食禁断が広く行われているか、ナゼ仏陀によって破られた階級制度が今また広く行われているか等の一連の大問題に対する解答は一応まとめました。

　トニカクこのまま居たらトテモ五、六年は抜けられそうもないので、私たちは一月から出発の準備を始め、一月末、三月、四月、いろいろな手続きをすませたのですが、その度にチ氏の反対で延びました。しかし六月末に急にチャンスが現れました。二十五日の朝一通の電信がボンペイから来たのです。オーロビンド大学の理事ボダール君が、二十八日の出港のアフリカ航路ボンペイ号で一等船室がとれたと言って知らせてくれたのです。アフリカ行き空便が八月まで予約済みだと言うのでガッカリしていたのですが、飛行機の三分の一の値で一等船室で行けると言うのです。そこで英国領事に頼んで電信でケニヤの査証を要求してもらい、汽車の切符まで買ってからチタランギヤ氏を口説きにかかったのです。

氏は泣く泣く私の強硬な主張を入れ、必ず帰ってくるという約束で承知してくれました。そして三十万円の小遣いをくれました。

質素な布一枚にサンダルの生活をしている人、二十三年来クダモノばかりで生きてきたのに、私の話を聞いてから、玄米一合と野菜二、三十匁で生きている人、一切の装身具を用いない人、酒はムロン、タバコも菓子も食べない人―そんな無欲な人が三十万円、手の切れる様なお札をくれたのには全くムネをうたれました。ジョツナは心配しはじめました。ホントーにふしぎな人です。質素な生活をしながら、千億長者でも高位高官でも動かすフシギナ力をもっている人です。ガンジイと共にいく度か獄に入った人です。

ポンディシェリーの「オーロビンド世界政府大学」について（GO記）

話は五月に戻ります。私たちは（川口）トシ子、（村越）エルネスト、（村越）ポール（すでにインドに招待されていた人たち、筆者註）三人をつれて五月の始めにポ市へ出かけました。ポ市は今年二月に仏領からインドに帰ったのですが、マダ行政は仏国政府の手にあります。カルカッタから千二百哩も南で、セイロン島に近い所です。

五十年前にオーロビンド師は英国官憲の手を逃れて、この仏領ポンディシェリー区に四人の弟子を連れて入って来たのです。そして一切の政治的、社会的活動を放棄し、ヒタスラ人間革命（ヨーガによる）に没頭しました。近代インドの哲学的、精神的指導者中の最大の巨人で、日本に逃げたビハリ・ボースを始め、ドイツに逃げて自由印度政府を作ったチャンドラ・ボース、その他の多くの印度独立の志士は直接間接ミナこの巨人の思想と行動に影響を受けています。

一九四七年インド独立後オーロビンド師は大統領に推されたそうですが、師は五十年来の主義を曲げず、アクマデ社会革命を人間革命によって達成する道を進んだのです。数年前八十歳で亡くなりました。五十年前にワズカ四人の同志を連れて逃げ込んできた師の学園は今では大きなモノになり、全印度のみならず海外からのインド人や欧米人の青少年をも集めています。ポ市の大きな建物二百五十以上が学園に属しています。学園の人口は千二百ですが大きな家族制度を形作っています。

師亡き後はマザーと呼ばれる一仏国女性に統率されています。マザーは四十年余り前に日本を訪ね、大川周明氏邸に数年世話になり、後インドに来てオーロビンド師に師事し、今はモー八十歳ですが、毎日午後五時から海岸の運動場で若い人々を相手にテニスをしています。このマザーの日本服姿の写真が、全インドの文化人の多くの宅で見受けられます。今だに日本のタビとゾーリを愛用しています。今はトシ子がマザーの日本着や日本滞在の記念品の展覧会を開く用意で忙しくしています。マザーは油絵が上手で、日本滞在中にもタクサン描いています。（日

本服のマザーの写真を見てください）

　マザーのお招きで私たちはオ大学に日本学部を作るために行ったのです。一か月滞在し、トシ子とエルネスト兄弟を残して来ました。ミナ大変歓待されています。トシ子は今もあのレーモンド氏の造ったゴルコンド無窓城にリッパナお室をもらって、二十数年前に習った英語（トシ子は英文科を出ています）で活躍しています。食物指導も忙しくなっているでしょう。私たちの滞在中に指導を受け始めた七十三歳のチョーカー博士が、一時危険状態に陥ったようですがトシ子の大胆な指導でトオトオ危地を脱出し、十数年聞こえなかった耳が聞こえるようになったそうです。

　私は教授陣を集めて特別ゼミナールをやって来ました。ドイツ人ポディシュ博士夫妻、米人スミス国際部長、その他数名の頼もしい人々を発見しました。学生や研究員の中には英、米、仏、伊、デンマーク等から来た者も沢山いる様です。インドを去る前に、このポンディシェリーに一石を打つ事ができたのは望外の光栄でした。ポンディシェリーは神々の王国です。一切の人々がお金をもっていません。必要品は細大もらさずマザーから与えられます。食事は純菜食ですが、オヤツだけでも毎日何万円かに当たります。自動車工場もクツ工場も農園も銀行も新聞社も印刷会社もあります。今エルネスト兄弟と野田哲（古いＭＩの逃亡生）が、トシ子と共に大きなプランを進行させています。

柔道五段の中園ベンと手芸指導のフランク村田も六月にカルカッタに着いたのですが、二人はカルカッタの大きな仕事を見るためにポ市へ送らず、マザーのお許しを得てカルカッタで忙しくしています。

ポンディシェリー、オーロビンド大学はマザーの好みで全て日本式です。お膳が千人前も並んでいるのを見ると、日本人は今更のように古い日本の美しさに魅せられます。先月私はオ大学会館で、全和光君（日本ＣＩにある「桜沢如一資料室」にある桜沢の肖像画を描いた人物、筆者註）の個展を開きました。大へんな反響でした。トクニ平和観音像がマザーをいたくよろこばせました。

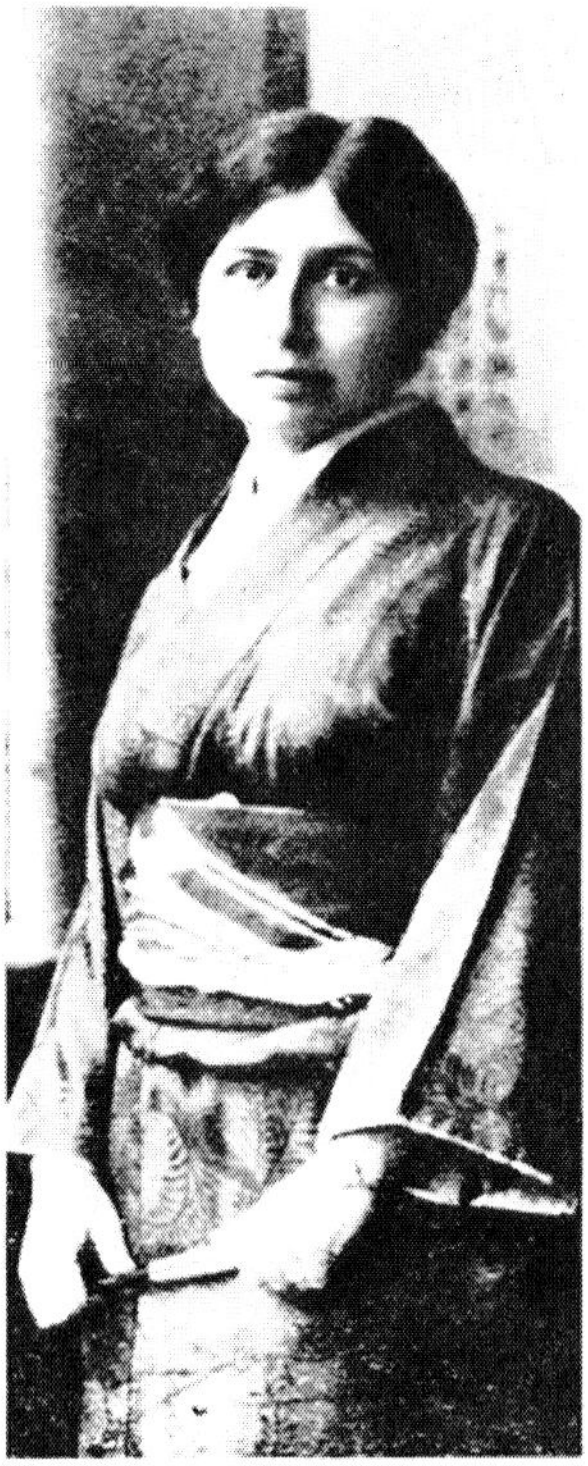

オーロビンド大学のマザーの着物姿

私のためにアフリカ行き切符を手に入れてくれたボダール理事は二億円の全財産をマザーに進呈してしまい、今は各地のオ大学支部や旅行会社をヒコウキで走り回っています。巨億の全財産をマザーのために投げ出した人は何十人もあります。一寸一燈園に似ていますが、モット大仕掛けで国際的です。

私がアフリカに来る事の出来たのも、マザーの一言があったからです。マザーは日本学生のために大きな会館を用意してくれました。農地も何百町歩でも使えます。

「モンバサ」は美しい近代都市

――東京よりハルカに近代都市　（GO記）

ケニヤと言えばライオンや象やキリンのいるジャングルだろう、と思って来た人はモンバサに上陸するとイタクおどろかされます。私たちは実はモンバサ、ナイロビ、ダルエスサラームと言う名さえ全く二か月前まで知らなかったのです。ただタンガニイカと言う大ジャングルがある、と言うコトだけしか知らなかったのです。しかしモンバサには知人も何もないので、私たちは恐る恐る汽車でナイロビに向かいました。インドよりヒドイ汽車だろうと思って一等にのったのですが、のってみておどろきました。こんな美しいスマートな近代的な汽車には、欧米でものった事がありません。大きなボギー車ですが全部ジュラルミンの白銀です。内部の美しい事はどのホテルよりも立派です。（中略）

来てみると、アフリカ内部、ベルギー領コンゴー、ケニヤ、タンガニイカ、ザンジバールの空便は四通八達で、モンバサ、ナイロビ、ダルエスサラームなどは定期が毎日三回も出ています。

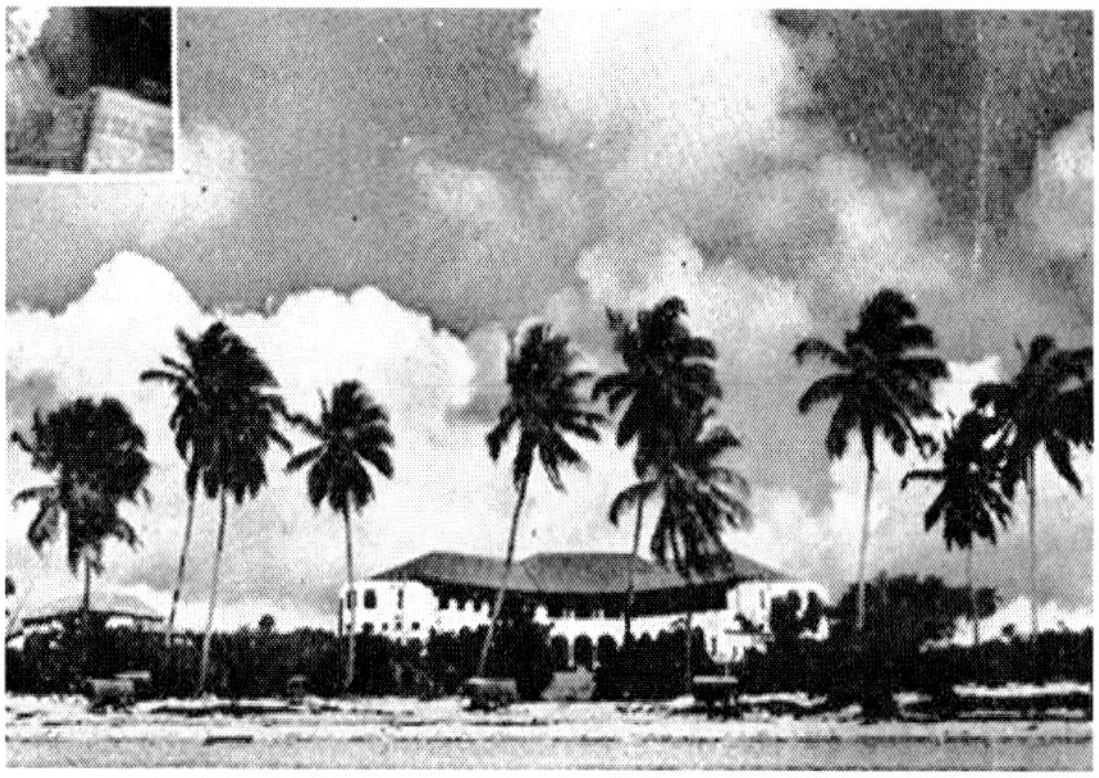
モンバサの海岸ホテル

オソラク世界中でアフリカ位空路が発達している所は他に少ないでしょう。おどろいたモノです。トコロが、乗客が多くて、一か月も前に切符が売れ切れているので、私の想像したコースにスグ出発できません。

そこで親切な金子領事夫妻のオコトバに甘えて、ホテルを一日で逃げ出し、領事官邸にうつりました。スルト金子夫人が食養料理の研究にトテモ熱心で、ジョツナと二人で毎日料理研究会です。テッカもゴマ塩も何でもできます。領事は何でもオイシソウニ召し上がる人です。副領事夫妻も子供たちも、ミナ食養党になってしまいました。オカゲでジョツナは船中やホテルの食事でスッカリやせ衰えて八貫目位（32キロ）になっていましたが、見る見る九貫目になりスッカリ元気になりました。

ところがナイロビ市が又リッパナ近代都市です。海抜五千六百尺の高原で涼しいコト軽井沢以上。広さは日本の十倍．私はアフリカだし、赤道直下横断だからシャツ一枚に半ズボンでいいよ、ナド言っていたのですが、ジョツナが合服を一着とセーターをコッソリ入れていてくれたので大助かりです。インドの様に各室に四尺大のファンがついている所と全くちがいます。

ファンを見たことがありません。その代わり電気ストーブの大きなのがあります。全く丸の内と銀座を軽井沢に移した様なトコロです。（中略）

人口十五万位ですが、インド人が六万人位、欧州人が四千人位、アラビヤ人が1万人位、アトはアフリカ人。街の美しいのは写真でもお目にかけないと、かけません。車は高級車が多く、四人に一台の比ですから、トテモ東京は及びません。コンナ美しい街がケニヤの首府です。住宅はミナ一千坪以上の庭をもっています。

私たちはタダもう目をパチクリするばかりです。金子さんのお邸はトテモ大きなもので、各室にオフロがついています。お湯はいつでも出ます。私たちは旅行社巡りをやったりしました。トコロがある朝、『東アフリカ・スタンダード』紙に私のコトが出ました。
一時間もたたない間に、ジャンジャン電話がかかってきました。第一に検事総長ミルズ・オーウエン夫妻、第二にサイモン博士、第三にインド総領事官教育部長タゴール氏（この人はカルカッタからシラセがあったので待っていた）等々……。

これが一日ですんだらヨカッタのですが、日に日にふえるバカリ、三日目位には朝から領事邸にズラリと高級車が並んで待っている、と言う始末で、毎朝、私たちは朝ご飯もそこそこに食物療法指導にかかり、不治の難病の行列と取っ組むのでした．三十人も来ると九時から一時までギッチリ時間をとられました。（後略）

こうして桜沢の行く先々では、心ならずも又もや病人指導に忙殺される日々が続きます。そしてある日、寸暇を盗んでオーロビンド大学理事のボタール君から紹介された弁護士のアミン氏を訪ねます。桜沢とすれば折角紹介状を頂いたのだから、ボタール君の近況でも伝えようという気持ちで行ったのですが、ところがこれがまた大変な事になってしまいます。つまり、パテル大臣やアミン氏を中心としてナイロビの指導階級のグループがあるのですが、ソレがみなオーロビンド師によって結ばれている精神的な人々でした。ナイロビは経済的、社会的にはインド人の勢力範囲ですが、政治的にも二名の閣僚がインド人から選ばれる事になっています。

私がマザーのコトバによってアフリカに来たというコトが、モー絶対の信任に値するのです。ソレニ不治の難病専門と言うので大センセーションをまき起こしたワケです。それにモンバサからヒコーキで指導をうけに来たスタンダージイ氏の失明の右眼が、三十六時間目に見え出したので、三百哩、五百哩、千哩の遠方からヒコーキで来る人もふえてきました。オ大学党の支持が，益々私の信用を高めました。

以上、これらの引用文は桜沢夫妻共著となっている「日本女性最初の」という副題のついた『中央アフリカ横断記』一九五八年＝昭和三十三年七月、日本ＣＩ発行の小冊子から引用しています。現在この本は絶版となっていますが、電子本での閲覧は可能です。なお関連資料として『世界無銭武者修行』―第一期五か年の報告―という４５６頁の大冊本が、やはり同年七月、同所から発売されていたのですが、こちらも絶版となっています。ただし日本ＣＩ「桜沢如一資料室」で上掲書同様、電子本化しています。筆者註）

その後桜沢は病める多くの人たちの要請を断れ切れず、再びモンバサへ逆戻りします。そして招かれた各地で食物療法を施しながら、事業では大きな成功を収めても病気で苦しむ人たちの姿を見ながら、こんな感慨に耽るのでした。

> 私たちはこれらの不幸な人々に、天国のカギをバラまいてまわらなくてはなりません。それは五千年も昔にインドやシナ（中国）で偉大な文明を創り出した哲学です。その現代版が入用なのです。二千年前にその哲学をヨーロッパに伝えた一東洋の青年はハリツケにされましたが、―その哲学はツイニ二千年間暗闇の唯一のトモシビとして西洋の人々を導いてきました。

ソレはモー千数百年前には最高の権力を得、その後堕落し、腐敗し神の祝福を与えると称して、黄金をまきあげる様なモノになっていました。ソレでも今なお、昔の帝王のオモカゲを保っています。ソレより外に何のトモシビもない様な欧米各国です。西洋がモシあの青年から唯一のトモシビを与えられていなかったら、ズイ分悲惨な歴史を作り出していたでしょう。キリストを信奉しながらでも、あの悲惨な戦争ばかりの歴史を作り出しているのですから。インドでも完全にこの哲学は忘れられています。

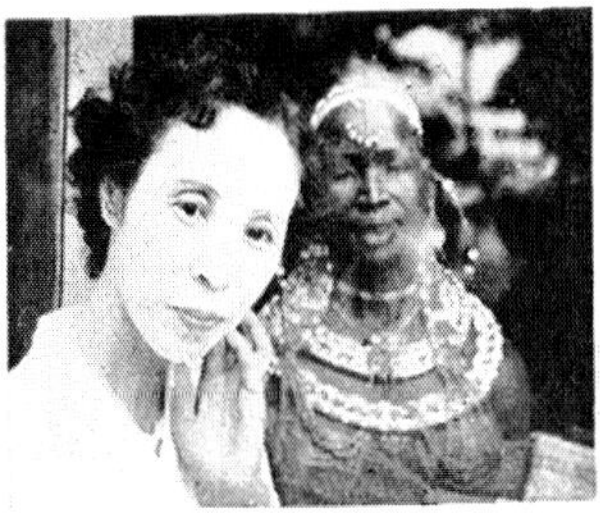
アフリカ美人とリマ

だから私共は東洋思想の優越性を示し、真の平和と健康、自由と幸福のカギをバラまかなくてはなりませんが、ケッシテ私共は自分の優越をハナにかけてはなりません。ナゼナラこの哲学は偉大な東洋人によって生まれたモノであり、それらの人々は東洋と言う母胎によって生まれた物質的な諸々の科学と同じ様なものですから。

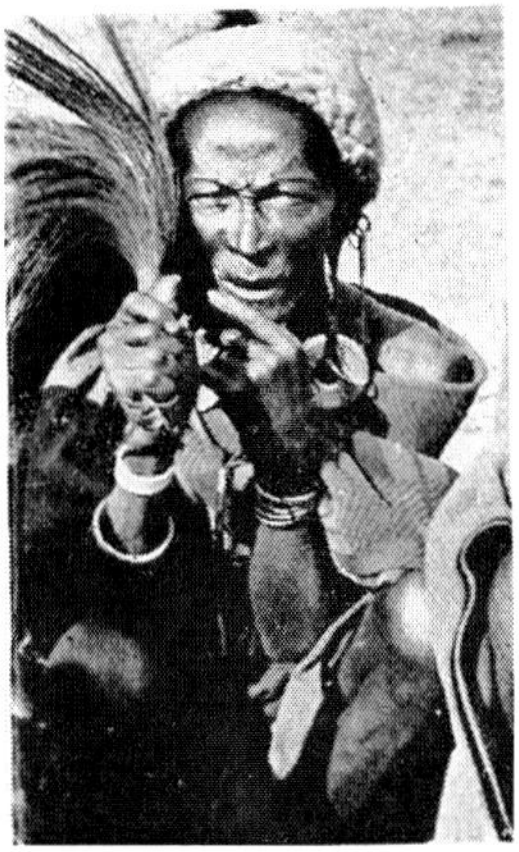
アフリカの反英運動の英雄

ああ所詮、人生は奇蹟である。この奇蹟、このアリエガタキモノをありふれたモノと混同し、この世を浮世だの、無常だの、牢獄だの、露の世だのと思っている人もある。

永遠なるモノとタマユラなる快楽を同一に見たのである。
おお悠久五千年の昔、金字塔かがやくエジプト文明を生み出した世界一の長流ナイルの水源地ケニヤ・タンガニイカ、ウガンダに私は今来ている。ダレが二年前、十年まえ、三十年前にこれを想像できたろう？　ミラクルだ！（上掲同書41～42頁より）

桜沢夫妻のアフリカ上陸直後の目まぐるしい毎日の生活記録はまだ延々と続きます。しかし、その間桜沢本人の健康状態は、インド訪問以来ムリに無理を重ねてきた結果、ついに最悪の事態に陥っていたことが、先に掲げた記録本『中央アフリカ横断記』の中に記されています。いかに二人が過酷な危険な道を歩んでいたかを知ってもらうために、もう少し読んでもらいましょう。

GOコンゴオに死す　（GO記）

Ｊ（Ｊとは、インドでリマが斃れ、やがて甦ったときに付けられたジョツナと言う名、インド語で「月の光」の頭文字のこと。筆者註）の日記（『中央アフリカ横断記』の中のリマのメモ、59～64頁迄を指す）でお分かりの如く私は全く九死に一生、死の一歩手前を六十日間以上さまよい続けたのです。

ダレスに着いた日から、否、一、二週間前から食欲不振というフシギナ現象に私は悩まされて

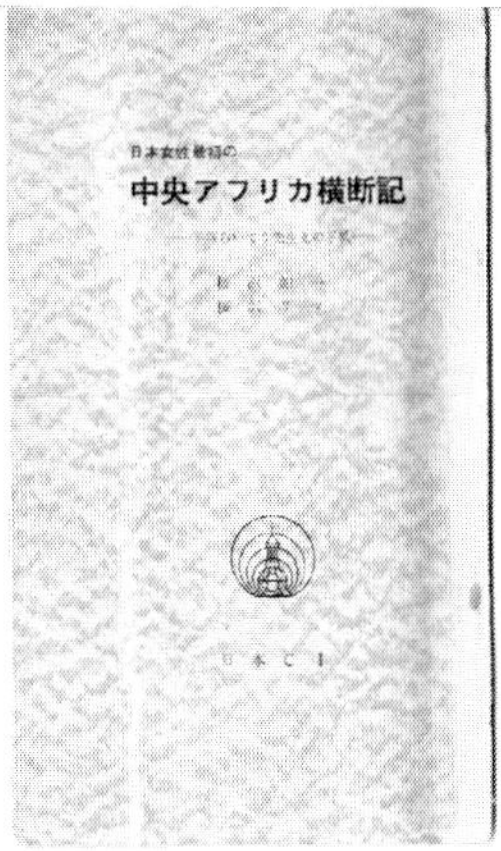

日本女性最初のアフリカ横断記

いました。それでつい金子領事のお宅で、二〇年ぶりにフランスのお酒をいろいろ毎日のように頂きました。金子領事はJのつくる料理を大へん喜ばれたのですが、私は殆んどハシもつけずにいました。

始め、ダレスでイキナリ高熱とフルエに襲われた時、さては待望の敵、黄熱病から逆襲を受けたか、と思ったのですが、実はその前日、私は一寸した冒険をやったのです。モンバサの豪華なパンデイ邸の見晴らしのいい広い私たちの部屋には大きなバスもあり、化粧道具その他何から何までいたれりつくせりについていたのです。その中に薬品までいろいろついていました。薬品までそろった室に泊まったのは始めてですから、一々ソレを調べている内に腕時計位ある大きなタブレットの入ったビンがありました。読んで見ると一切の熱帯旅行者は毎日この一つを水に溶かして飲め、と書いてあります。

余り大きいのが珍しく、ツイ机の上のコップに水を一杯入れ、その大きな錠剤を投げ込んで見ました。スルトまるでシャンペンの様に泡が立ち、なめて見ると清涼飲料ソーダ水（甘味なし）ソックリ。冗談じゃないと思いながら、書きモノをしている間、私はイツノ間にか、ソレをみんな飲んでしまったのです。しまったと思いました。オソラク一日分の飲料でしょう。ソレを濃く溶いて飲んだのです。

次の日から高熱と頭痛と食欲不振を、私はコノ薬のタメと始めは思い込んでいました。しかし七日たっても十日たってもよくならないので、ヤハリ熱帯病にやられたのか、ソレにしてはＪが平気だからヘンだと思いました。

それから五十四日間の絶食、その間モンバサ、ダレス行（往復１６００キロ）、数十人の指導、講義、カンパラへの汽車（８００キロ）、カンパラ～スタンレー～レオポルド５００キロの大旅行、中央アフリカ赤道直下横断（合計７０００キロ以上）。

私はコレを全く絶食で、寝たままで、ウトウトしたり、吐いたりバカリしながらやり通したのですが、Ｊはスタンレーまで、海抜６０００尺のウガンダ国から８００キロ、危ない道を下る間も下りてから１２００キロ、ジャングルを抜ける間も、毎日キチンと座って、時折り会う土民、倭人（ピグミー、身長４尺（１２０センチ）の群がミナ帽子をとったり、直立姿勢をとったりするのに一々答礼を（マルデ英国女王の様に）しているのです。丁度大火傷をした左手に一面ホウタイをしているのが、女王の白手袋ソックリニ見えたのでしょう。

ジャングルの中のホテル（白耳義人＝ベルギー人）に泊まるにしても、ヨロヨロの私だけだったら断られたかも知れません。しかし、Ｊがカイガイシク荷物をもったり、土民に金をやったり、ドライバーを動かしたりしているのを見ていると、ミナ断り切れなくなるのでしょう。

かくて日本女性最初の『中央アフリカ横断記』は、名実ともにJのものになりました。

私の病因と九死に一生を得たワケ（GO記）

一体、何が私を六十日もくるしめたのか？　六十日も殆んど玄米茶や水で生きて、ダレにも重病を知られず、話をしたり、指導をしたり、7000キロの旅行ができたのか？　一体全体、私の病気の正体は何であったのか？

これが最後に残った大問題です。これはこのアフリカ横断には関係がない様ですが、私にとっては重大な問題であり生まれ変わりの実験報告でありますからアラマシを書きつけておきます。

始め私は数十年飲んだコトのない薬を飲んだのが、六十日間の食欲不振の原因だとおもいましたが、コレはマチガイでした。ソレより数週間前から私の食欲は不振に落ちていたのですから。次にダレス市に着いた日、始めてタンガニイカの名物オレンジを頂いた所（大きさは日本の夏ミカン位、甘さは天下一品、とても日本のミカンの比にあらず）おいしくてタマラズ二個も食べた上、ジュースをコップ一杯のんだのです。市場に行くと、ミカンの山と言うより海です。一志（五〇円）で三十個もくれるのです。ヤサイの少ない国ですからパンとミカン位でヒル飯をすませる人もあるのです。化学的な合成ジュースなど足元にもよりつけません。

私は長い間クダモノを食べなかったので、この多量の陰性（K）の多い汁が私の腎臓を傷めたのかと思ったのです。実際アトで調べてみるとタンガニイカのミカンのＫ－Ｎａ函数は大きいのでした。

　これはタシカニ私のツツシミのなさ、冒険好き、ドン欲のセイで、セメテ一つか半分にしておけばよかったのです。しかし、これも六十日の食欲不振やオコリや高熱やムクミや頭痛、心臓の痛み、胃痛の直接の原因ではありません。

　この六十日にわたる食欲不振―絶食の真の原因は、私の一生で始めて起こった生理的大革命だったのです。ツマリ六十二年間の罪亡ぼしだったのです。

　暑いインドで二年間精進料理をとり、長年邪食によるケガレを取り去り、アフリカに来て、サラニ一層精進し、二年ブリに冬に会い全身の細胞が極度に緊張し、新しい生命力を得たので、最高判断力が盛んになり、六十二年間の邪食、大食害毒の残滓を一掃するために、私の一生では空前の大革命を演じたのです。インドにおける二年間の思索も大いに役立っています。私はこの二年間ほど原罪と言う事について、深く考えたことはありませんでした。私の原罪はまちがった食生活を意味します。

　六十二年もこの世の恐ろしい、オロカナ、アサマシイ人間のフルマイを見てきた上、数千年の歴史や聖賢知識の書を読んで、親鸞の言った「コノ世のコトみなもてソラゴト、タワゴト、マコトあるコトなし」と言う心境に達し、さてソレをドウスレバよいのかと言うコトに長年悩

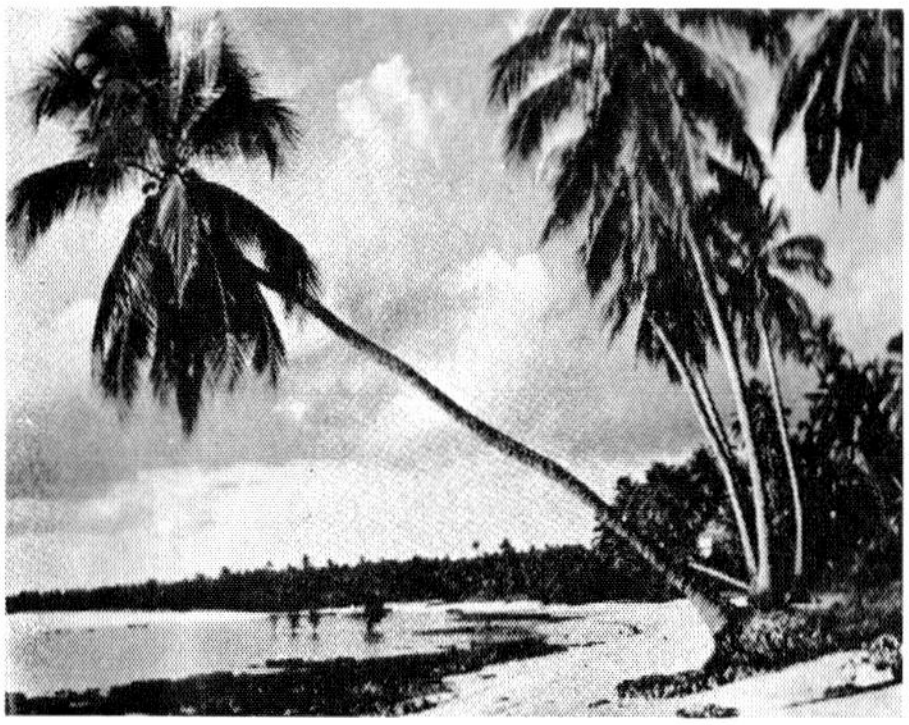
タンガニイの首都ダアレスサラームの住宅地区

みぬいてきた私の最高判断力がイヨイヨ活動をはじめたのです。なので、フシギだ、奇妙だと思いながら、私は最高判断力の命ずるままに絶食をつづけました。或る時は「これでは死ぬるゾ」と思ったのですが、何分食欲と言うモノがテンデないままに自然に従いました。（中略）

口の渇きを止めるため玄米茶以外一切とらぬコトに決心したのは、三十日目頃でした。それでも血尿の様な赤い小便が日毎つづくのを見る度に、オソロシイ気はしました。五十日も絶食状態がつづいた時はまだ生きているのかしら―とヒザより細くなったモモ、手首より細くなった二の腕をなでて見ることもありました。ソレでもJが私の無意識になっている時にデンシイなどを頓服させた以外、一切の対症的な食療（法）はしませんでした。（中略）

そして五十四日目にレジナホテルの食事で食欲が出たときは、自分でもおどろく程たべました（あれが玄米ごハンだったら、ドンナニよかったでしょう）。しかし、ホテル住まいの身では仕様がありません。

その後順調で、只今では食欲旺盛で困る位です。二、三日前から丸山領事夫人のご厚意で、同領事邸に御厄介になっているので食事は自由にJが作ってくれますが、レオ市上陸後一週間のホテル生活、フランス料理は残念でした。

今更、玄米ご飯と八丁味ミソの汁が思われます。しかし、最高判断力による今度の私の生理的大革命の効果は偉大です。私はツツシミ、小食の功徳と必要をイタク教えられました。六十三歳の誕生日を前に、私はヤット小食の功徳を発見したのです。人間というモノはダメナモノであります。（中略）

さあイヨイヨ心身ともに新しく生まれ変わった以上は、活動をはじめなくてはなりません。ソレは私の一生で最上の最大の冒険です。（以上、上掲同書より引用）

目的の地、ランバレーネへ到着

羚羊の肉、アルザスのビール、スイスのチーズ、南アのイチゴ、ペリカン、ゴリラ、インコの国

さて、この辺で改めて桜沢が目指していた目的の地、ランバレーネへ、不充分とはいえ健康を取り戻しつつあった二人が心躍らせながら到着した場面から紹介しましょう。

親愛なる友よ！

君たちの心強い後援のオカゲで、ツイニ私たちは独特のコースをとって　中央赤道アフリカを東岸から西岸へ横断し、元気でブジに目的の地につきました。家も何もないランバレーネ飛行場の草原に降り立ったとき、十五分後オゴエ河に出て一尺五寸×三間位のカヌーにのり、七人の舟手がミナ、ハンセン病者であることを見たとき、私たちはヤシの木陰のドクターS（シュバイツアー）病院村についてカヌーを出、ゴリラをつれた若い白人看護婦たちに迎えられたとき、夢見る気持ちで一歩一歩を進めました。

ランバレーネ！　オゴエ河！　ドクターSハンセン病村！

ツイニ私たちは目的地についた！

私のムネは大きなヨロコビと、深い深い深い悲壮な気持ちで一杯！

その私たちに温かい母親の様に何くれと細かい処まで気をつけて、イタワリとハゲマシを心ゆくかぎり味わせて下さるミス・エマ。ああ偉大な事業のカゲにはキットかくれた人がいる。S博士を助けて三十年、今五〇歳（これは六〇歳の誤り。後日別の書き物の中で桜沢自らが訂正しています。筆者註）、このジャングルを切り開いたミス・エマ女史、この苦しい気候、世界一と言われる病人、ハンセン病の国、クダモノ以外に作物や食物の出来ない国—ここに三十年生きるコトだけでも生ヤサシイ事ではない。

この日から私たちの楽しい楽しい楽しいユメの様な生活が始まった！

マダ四日しかならないので、正しいクワシイ報告は出来ないが、ただトリ急ぎ次のコトだけを特報したい。

(1)私たちはMIに帰った様に、心くつろいで、タノシイ楽しいタノシイ世界一たのしい生活を送っている。

(2)カトリックのカチカチのキビシイ集団求道の明け暮れを想像してきたのに、全く正反対の自由な、心ゆくかぎり自由なタノシイ生活がアタタカク我々を迎えてくれた。

(3)始めの日、食後の短いイノリが、ミス・エマの口から消えると、ドクターPとドクターVがプカプカタバコをやり出した。私もすすめられた。男六、七人、女三十人の中でタバコをのむのはこの二人だけだが、平気でスパスパやる。『ドクターSはのまれるか』ときくと、昔は煙突の様にのまれたが、或る日自分に大事業をやりぬくだけの強い意志があるかドーカをためすために好きなたばこをやめてしまった。そのままモー四十年……。

(4)タバコをゆるされる自由さにオドロイタ私は三日目、モット大きなオドロキヲ味わった。昨日ヒルの食卓に出る12オンス入りのビール缶が並んでいる。私は中央ミス・エマのトナリ（オソラク、ドクターSの席）に座っているが、イキナリ女史が私のコップに第一に波々（これはイカニモGOらしい造語、筆者註）と黄金色のビールをついでくれた。アキレテ私は『ここは禁酒ではないのですか』と言った。

ミス・エマはニコニコしながら『イエス』と言った。これははるばるドクターＳのフルサト、アルザスから贈られたモノだと言うコトが分かった。ああアフリカのジャングルで、アルザスのビールをのむうまさ！　思わず三分の一バカリのんで、サテ見回すと、ビールをのんでいるのは男三人だけ、ドクターＰは一滴ものまない。ミス・エマは半分自分のコップについだ。ドクターＶがトナリの女性（スイス人）にすすめると、「ジャメエ！」と言って叱られた。リマは私から二人おいて、ドクターＶとその若いスイスのミスの間に座らせられている。（始めの日、これは困るナ、と思ったが、いい苦労だと思い返して）私は彼女の席を私のトナリにする様申し込まなかった。それでリマは始めからシマイまで一時間位スイスの娘とドクターＶから、たえず話しかけられている。冷や汗モノだが私は助太刀しないで見ぬフリをして、トナリのミス・エマやオランダの若い女医や、前のアメリカの老女史の作家（シュバイツアー博士の伝記を書くためにはるばるやってきた人）と話をしている。

(5)昨日ヒルは羚羊の肉が出た。私は生まれて始めて三人分位ソレを頂いた。ここの料理はフランス式、それもアルザス風である。肉は二日か三日に一度出る。何しろミナ北欧から来るのだからフンダンには使えない。魚はまだ出ない。大皿四つに肉が出るが、とる人は半数以下で、しかもとってもゴク少ない。菜食の人が多い。

⑹一般に食の量は少ない。コーヒーや朝食をとらない人がタクサンある。

⑺私は恥ずかしい。（こりゃ日本の青年―ことにMIのIは呼べないナ）。

⑻在院五百人、外来毎日数十人（内白人も五、六人あり）。入院の白人は七、八人。農園の従業員や、患者の家族等あわせて千人に近い。ソレを三人のドクターが見ている。ソレをハンセン病だけでなくアラユル種類の病気である。朝八時から夕方五時半、六時まで医務部は汗ダクである。

⑼入院者は家をもらい食品を毎日配給されている。ムロンどちらも無料である。医療費もムロン無い。マルデ天国だ。私の見るところでは、何しろ殆んど全ての食品が輸入品なので（プラザやレオの物価の三倍―ヒコーキか、自動車で運ばれるが、ヒコーキだと百倍、車でも三日かかるから三倍になる）、一人当たりドーシテモ一人一日百法（二百円、医療と食品で）にはつく。すると一日合計五百人として十万円、ソレニ職員の生活費、旅費、建築、工作、設備費を入れると年七、八千万になる。これをドクターSは全部一人でもっているのだ。モチロン大部分は寄付金だが、博士の印税や講演や、演奏の礼もミナつぎこまれるだろうし、月給は一文もとれまい。これを見て私は恥ずかしくなった。四十年間MIを守りつづける為に私も同じコトをやって来た。しかしソレは小さいモノだ。ケタが一段ちがう。三十数人（コトニ最初の十人余りを渡航させるためには）その都度苦しい目にあったが八〇％位は喜捨によってきた。しかし年七、八千万はなかった。

(10)ここで正食をやるのはムズカシイ。第一、主食（六〇％）以上がクダモノ又はマニオク（芋）である。暑いから水はガブのみである。ヤサイは恐ろしく高くて、少ない。非常な乾燥期が三か月もあるので作物はナカナカできない。

(11)指導者が極▽性の食をフンダンにたくさんとる極△性欧州人バカリであるから、▽性食の有毒性がナカナカ理解されない。（実例―朝、コーヒー、サトー、ジャム、クダモノ、塩分絶対なし。ヒル、動物性あれど大抵一人二十匁位。他はミナ、ジャガイモ、トマト、クダモノ。夜、スープ、イモ、クダモノ、コーヒー、菓子。）塩は殆んど用いないが、サトーは平均一日十サジはとる。水五杯以上だから我々の正食から見ると、大▽性食。これを取って六時間以内のネムリで、彼ら以上の能力を発揮して見せた上、正食のよりよい事実を示唆しなくてはならない。ハンセン病やその他の病気を治して見せるより、我々自らの健康を示す方が必要である。そこで私は彼等同様、コーヒーも、ジャムもクダモノも取ってみせるのだが、オカゲでハラははる。ガスはたまる。便秘はする。足ははれる。ハは痛む。この四日間は散々である。これは命ガケの仕事だ。生ヤサシイ戦法ではいけない。（我々東洋人は生まれる前から肉食をしない菜食人種だから、欧人に対抗するのは命ガケだ。）

私たちは天国のタノシサの中で地獄以前の大問題にブツカッタわけである。この戦いをドー切りぬけるか、大問題、諸君の手に汗をにぎらせる死闘の光景である。

ランバレーネが我が一生最大の冒険地である事は覚悟してきたが、着いた時から始まったこの生物学的、生理学的な激烈な戦いは全く予想外のモノだった。（以上、ＧＯＬ、九七五信一九五五年十一月三日記。同年「サーナ」十二月号、№７８号にも掲載されています。）

「筆者注」

文中、ドクター・Ｓと表記されている人物は、当時「アフリカの聖者」、または「世紀の人」と言われていたシュバイツアー博士のことです。なお、「羚羊」（れいよう）を、日本では俗称カモシカと呼んでいます。

さて桜沢夫妻がインドからアフリカへの厳しい道のりを越えて、ようやく辿り着いたランバレーネ、ガボン国の聖地（一九五五年末）は、一見明るく自由な天地の様に感じられたのでしょう。桜沢のペンはシュバイツァー博士との接見を前に、興奮抑えがたくこのジャングルの病院の中で献身的に働く医師や看護婦たちの様子と食生活のあらましを描いています。

しかし、このレポートの最後に記された桜沢の「天国のタノシサの中で、地獄以前の大問題にブツカッタわけである。」とのコトバは、いかにもこれから行われるシュバイツァー博士との対決の厳しさを暗示しているかのようです。

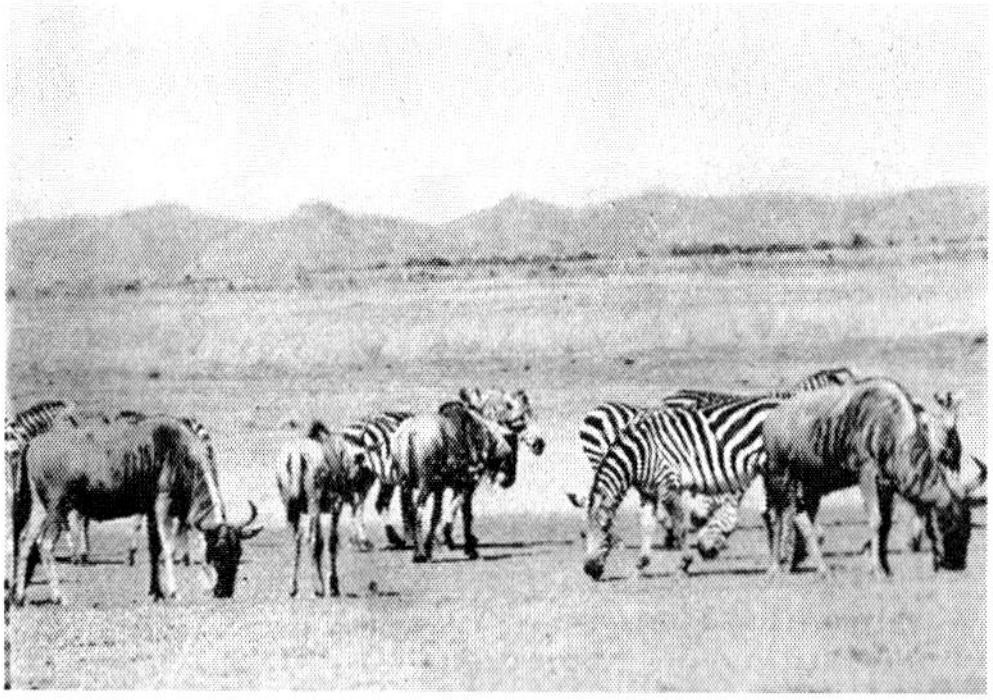

モンバサからナイロビへ行く途上の風景

クリスマス宵祭り（『東洋医学の哲学』S博士へ贈呈）

「クリスマス宵祭り」という短い文の中には、こんな言葉が綴られていました。

私の第一弾は不発である。ミス・エマは食生活改善運動を起こす事が出来ないコトが分かった。S博士の許可がなくてはヤハリ、伝統を変える事は出来ないのだ。第二弾のネライであるP博士（S博士の後継者の健康状態を診て、筆者註）は、我々二人が予想した通りツイニ倒れた。もう四日目である。（『世界無銭武者旅行』桜沢如一著３２０頁より）

そして、あけて一九五六年正月には、

私の六十四歳の正月は、熱い感激の涙とタイプの音でつつまれている。このヨロコビ、この感激を私は世界中の同志にわけたい！

一月一日以来、私は一歩も外出せず、このアンデンデ、プロテスタン・ミッションの内部さえ見て廻らず、毎日三度、この古い

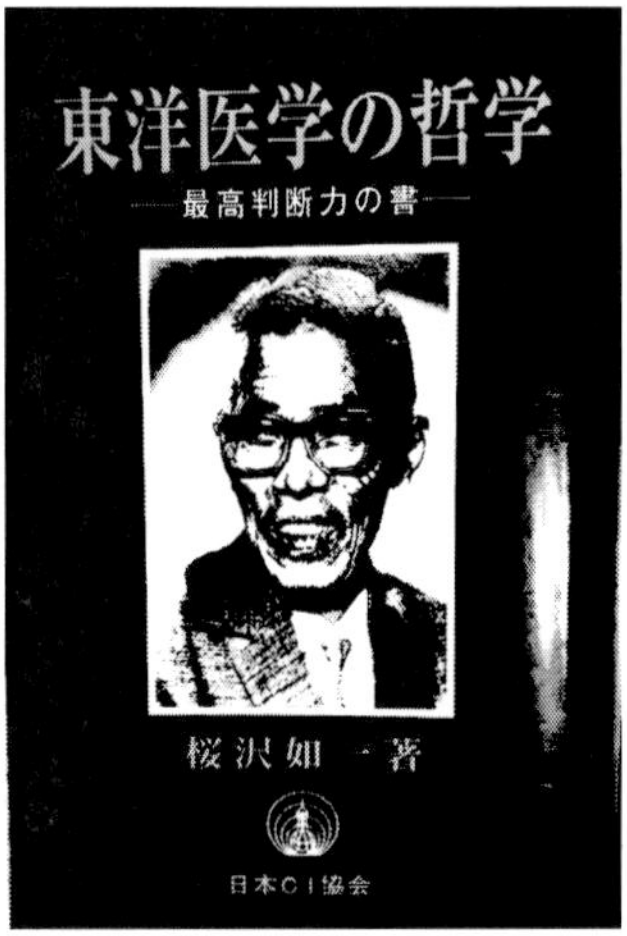

タイプ仕上げの原稿を後日、製本化

草屋と新館の間を往復するだけで（最後の仕上げに）十三日間、スゴイ新しいスイス製タイプ「ヘルメス号」をたたきつづけ、ツイニ一昨十四日『東洋医学の哲学』を完成し、第一号をS（シュバイツァー）博士に贈った。

（上掲同書321頁より）

一方、このS博士への二時間ほどのお祝いの集いが終るや、はじめて山の様に来ていたPUの同志や弟子たちからの手紙を読み、桜沢夫妻の眼は感激の涙で溢れます。

とくにニューヨーク（久司ミチオ氏など、筆者註）からの電報、「パリ行き飛行機切符、二枚代金払い込み済み、貴地の代理店より受け取られたし」や、一方、パリからはビザが着いていて、またプラザヴィルからはカバン二個と大包み一個が着いていた（アメトレー友江夫人の配慮によるもの）。さらに、同じくパリから大きな封筒―エア便、ギャバン、エーメ、オーギュスタン（以上三名共、日本人の弟子、筆者註）三人の名で、美しいモンマルトの画と手紙が送られてきていた。ニューヨーク、その他の通信におとらぬこの元MI生たちからの支援と歓迎のプレゼント。そして桜沢夫妻のために、モー巴里には立派なアパートの室さえもが用意されている、という知らせに二人が喜びと感涙に咽び泣いている様子が浮かんできます。

S博士と第二回目の会見

次に桜沢のS博士と第二回目の会見（GO記）の様子をみて見ましょう。

昨日のS博士との第二回会見は静かな序曲の中に終わった。私は心にみちているヨロコビとオドロキとフシギで、この会見で、ただ二回重大問題に触れたが、そのママ火花を散らさずに刀のキッ先をひそめた。私は八十にもなったら博士の様に忙しい仕事を持たず、設問者に会ったり、世界各地を廻ったりして日を送りたいと思う、とJと話した。

世界各地のPUの永遠の友よ、君たちの私を思ってくれる心のヤサシサはよく分かった。モー私のことは心配しないで、一日も早く一秒もムダにせず、PU修行の道を突進して欲しい。MIの本部も沈没しかけながらまた暴風に向かって突如、攻勢に出ている。これもまた大きなオドロキである。クレマンの復活である。コレは別に書こう。ヴィクトール（林）のめざめもある。（中略）

トニカク感激の正月の十五日、私は二つの大きな仕事が完了した様に思う。第一は『東洋医

学の哲学』の脱稿、第二はＰＵ世界観の配置。もうこれでＭＩ後続部隊がつづけば問題はない。（中略）

世界各地の先輩は各自独創的な方法で、後継者の養成に全力をつくすべきである。（中略）

ミンナ諸君は私とのムスビ以上に、横のムスビを広くせよ。お互いに知り合い、手をとり合ったら諸君は今の千倍の仕事ができるし、千倍のヨロコビが来ることを発見するだろう。（上掲同書、３２４〜３２５頁より）

とにかく桜沢の書き物はこうして断片的に読者の皆さんに紹介しただけでも長広舌の感があります。しかも、話の展開が知識と体験の豊富さから、また、しばしばくり返しの話が出て来るのでいささか辟易させられる点は否めませんが、しかし、肝心な対決の場面が間近かに迫っているので、もう少し辛抱して読み進んでいきましょう。

熱帯性潰瘍とデンシイの偉効　（ＧＯ記）

数日前から右足小指のサキがウズキ出した。私は二か月来オナジミの虫の傷の拡がりだろう位に思ってすてておいた。トコロが（一九五五年）十一月の夜イタミがはげしくなり、いても立ってもおれなくなった。コンチキ生！　とハギシリしても追いつかない。タイプは急ぐ。しかしイタミにトオトオ勝てず、タイプをなげ出し、Jのすすめるままにベッドに横になって見た。スルトイタミは倍加し、首や手足にケイレンが起こってきた。さては破傷風にやられたか、二、三日前台所のウラのドブが余りにきたないので、ハダシになって大掃除をやり、ついでに庭も掃除した。二時から四時までの炎天下だった。アアこれは細菌が入るナ、と思いやったのだった（十二月頃、2ミリほどの深爪をしている、との別記あり。筆者註）。

　みるみる中に小指は2倍位にふくれ上がり、ムラサキ色になり、ベッドで私は七転八倒の苦しみをした。ああ、イヨイヨ小指を切断しなくてはならないか。カミソリでやるにしても骨は切れない。イヨイヨS博士の手術にまたねバならないのか。それではイヨイヨこのランバレーネまで来て、西洋医学の対症療法の軍門に下るのか！　たった小指一本で大の男が何たるザマ！

　Jは仕事を投げ出してお手当に来てくれた。お手当をやると一層イタミがはげしくなる。ソレをJは辛抱して下さいという。ドーニモ、コーニモ辛抱できない。私は水にひたした手拭いで冷やしてくれとたのんだ。Jはトッサの思いつきでデンシイを水でねって厚くぬりつけ、包帯をしてくれた。スルト、ふしぎやフシギ、たちまちイタミが止まり、私はねこんでしまったのだ。

　翌朝二時ころにフト気がつくと小指のイタミが完全にとまっている。デンシイ大明神に感謝しつつ、私はスグ、うす暗いランプで机に向かった。

六時前におきたJがあきれている。しかし、これが熱帯性潰瘍の始まりだ、とは私もJも知らない。（中略）

セミナー開催、悪戦苦闘の正食指導　（GO記）

この間に十四日（S博士）の誕生日も過ぎ、私はタイプからも放たれた。そこで（幹部級の）先生たちを集めてANS（正食セミナー）を開いた。これが好評で翌日からたくさん訪問者がある。ソレが毎日ふえてゆく。昨日の如きは三十名以上あった。聞いてみると百キロも河口のサムキタや七、八十キロも河下の部落の土人たちである。川向の部落の長や、ジャングルの奥地の部長さん、ミナ舟でやって来る。病院で治した十人余りの奇蹟的な更生ぶりが人から人へ、全国へ伝えられたらしい。中には、三日がかりで河を下って病院にきたが「アナタのコトを聞いたから、スグこちらにきました」と言うものもある。私は足をかくして、ソレらの人に応対する。

―あの山羊をごらんなさい。チットモ病気をしない。森にいる虎や野ブタや象が、アナタの様に病院に来たり、薬をもらいにきたり、手術してもらいにきたりしますか。

―イイエ、けっして来ません。

―ナゼです？

―分かりません。私たち黒人は何も知りません。

—三、四十年位前には、ここにサトーがなかったでしょう？ そして病人も少なかったでしょう？

—ええ、病人ナンカいませんでした。私の親たちはトテモ健康でした。

—象や虎はサトーを食べますか？ あの楽しそうなタクサンの小鳥は？

—ああ、分かった。白人のもってきたものが悪いのですネ。サトー、チョコレート、ブドー酒。

その通りだというと、サア大変、彼らの間にハゲシイ白人をのろう声が上がる。中には、シュバイツァー博士は悪い人です。何百人の人が病院で毎年殺されます。あの人がサトーを輸入し、ミナに練乳をすすめたのです。それにきたないウミや血だらけのモノを、河へ流します。我々の神聖な河は、血とウミとバイキンで汚されてしまいました。

シュバイツァーは我々の敵です。アソコで何年も死ぬまで働かされるモノが沢山います。

土人の白人に対するノロイと、S博士に対するウラミはドレ位深く広いか分からない。トニカク、私は今日までにモー三百人位診たが、一人としてS博士に対する感謝をしているモノはなかった。これは全く意外だった！

フシギだ！ シュバイツァー博士は黒人たちにとって不倶戴天の仇敵である!!

トコロが、私の全身潰瘍はその間に毎日穴が深くなり、広くなり、数が増えてゆく。モー長袖のシヤッツを着ないと人の前に出られない。その上右足のオヤ指がやられた。第四指もやられている。毎日々々私はカサブタ破りに時間をとられる。ヤハリまだ歩けない。女学部の若い先生から何回も食事やお茶によばれる。苦しみをかくしてゆく。尿道炎がブリ返してきたので二時間以上の外出はできない。右足の甲は象皮腫の様にフクレ上がっている。

立つと全身の重さが足にかかるので数十の膿瘍がハチ切れそうになり、痛くて立っておれない。生まれてハジメテ足の重大な役目を認識する。モー全身の潰瘍を集めたら、百平方ミリ（四寸角）になる。クサイ匂いがハナをつく。

「病人は罪人である」位で病人を嘲笑っていた私だが、毎日数百人のホータイした足を引きづって難渋しながら歩いている人々を見ると、やはり早く治してやりたい、と思うようになった。

（中略）

ましてジャングルの奥から，数百キロの河上から歩いて、或いはカヌーで来る人々が日に日に増えるのだ。昨日はゴーモより河下三時間の殆んど海に近いトコロ，西北海岸のリーブル市（ガボン州の首府）からハルバル来た人に、ドーシテ私の事が分かったのかときいたら「モー今、ガボン国でアナタの事を知らない人はありません。ミナ、やって来ます。」と言うので私は全く当惑した。

私はモー、病人治しはコリゴリだ。四十年もやったのだ。今私は十年来の宿願でランバレーネに来た。世界一の、現代最高の哲人と言われるS博士を説きふせ、博士の名で全世界にＰＵ

と自然医学をひろめ、私はコッソリかくれていたいのだ。私は新聞と言うウソツキがキライである。世評と言う浮気女がイヤである。有名というバカバカしさがいとわしい。そこで私の一生の収穫をもらってもらうためにココまで来たのだ。

「お忙しいのですから第五章だけでも読んでください」、と言ったら、博士は、

「ノオ、私はミナ読みます」と、ハッキリ答えて下さった。

ミナ読まれたら、ソレコソ大変—対症医学を最下等のモノとしたところ、東洋思想の優越、実用弁証法の主張など、オヨソ博士に鉄棒をくらわすトコロが沢山ある。この無礼者を、頑固な八十年の一生を生きぬかれた先生がハタシテどんな風にとられるか、放り出されるか、八十年の非を悔い改められるか、ドチラも予測しがたい。

　私はモー、博士の本を十冊読んだ。だから博士の欠点、急所を知りぬいている。モットはげしく正面から一刀両断に太刀を振り下ろすか、博士の力を借りるという、一見ズルクも見える行き方を止めるか……。

　しかし、コンナニ沢山の人が来る以上、振り捨ててアルゼリヤやフランスに飛ぶコトは出来ない。（中略）

　いくつもの種族が病気のため半数に、或いは三分の一に減っている。ここから五里も奥地に千人のハンセン患者を抱えたアメリカの病院で、十数人のアメリカ人が戦っている。三百里程

の所にあるハンセン院には一人のフランス女性（看護婦）が医長として五百人のハンセン患者を世話してる。ここから三十キロ河下のゴーモでは、ビユレー夫妻が大きなミッションを経営しているが、来年から夫妻はこの三百里奥地のハンセン村に乗り込んで、一生を打ち込むという。ドーシテ私がこのまま引き上げられよう。たとえ熱帯性潰瘍で不具になっても。

　このアンデンデのミッション本部は団長メイエル夫妻、学長ドウメグル氏が絶対に自然医学に転向された。女学部の二人の女先生も、これはＪの一月一日以来の奮闘のタマモノである。と言うのは、一日一人五千円もかかる食費を払うことは我々にはトテモ出来ないので、セメテ労力奉仕でと、Ｊが毎日女中兼看護婦になり、三人娘をソレは見事に健康にし、賢くし、一家の食事を全部正食に切りかえ、肉も魚もバターも玉子も前の十分の一位とし、サトーや菓子は全廃したり、三人娘に美しいキモノをぬってやったりしたためである。オカゲで一月一日以来、絶対精進料理を私たちは頂いている。

　その上、私は（足の潰瘍を気づかれない様に）食卓でイロイロな高等な質問に答え、夫妻のアラユル宗教的問題を解いてあげたからである。第一、善悪と言う考え方の粉砕、第二、原罪、第三、復活の問題、第四、判断力の構成、第五、記憶の神秘の解明、第六、奇蹟の現実性、第七、現世では悪を脱しえない、と言うキリスト信者の観念の打破、等々……ムツカシイ教義上の問題バカリ。

この後も桜沢のペンは文明とは自然淘汰の機能を妨げ、人類を亡ぼすモノである、と喝破し、この書き物の中の付記に、自らの熱帯性潰瘍について語り、医学の段階については、

①対症医学　②予防医学　③健康法　④長寿法　⑤社会医学⑥人間医学　⑦最高医学（神医学，医道、自然医学、人間道、人道）と、七つを挙げ、この第七がキリストや釈迦の医学であり、本当の人道主義の技術であると（『東洋医学の哲学』で述べている）と言います。

さらにキリストが全ての病気を信仰だけで治したというのは、実は「現代人や、コトニ西洋人の信仰とは全く違ったモノで、新しいコトバで言えば世界観」、桜沢のいう「宇宙の秩序」（観）で、古い大乗仏教の言葉をかりると「義は明澄にして相は愛楽なり」であるとも表現しています。

そして、ＰＵの世界観を引き継ぐ私たち同志に向かって、次のような熱く胸に迫るメッセージを残しています。

ＰＵ同志への呼びかけ（ＧＯ記）

同志よ、そして親愛なる永遠の友よ、一九五六年一月三日から、私は一生の最大の冒険をやる晴れの舞台に立って、一人の巨人と対している。

ああ、何たる光栄、何たるヨロコビ！

身は熱帯性潰瘍に侵され、うめきながらも、心は最大の幸福にかがやいている。私と巨人の対立は、大暴風の前のシズケサにみちて、木の葉もそよがない。モー一か月近い。こんな東西思想の出会いは史上空前だ、そして絶後かもしれない。それを私は思う。私はソレを事実にしよう。絶後たらしめよう。史上最大の対立さえ絶後のモノとなればアト数千年——永遠に地上には平和が来る。諸君はその時になって、第一幕に登場する時になって、ハジメテ余りにも長い間、見物人、傍観者でいたコトを悲しみ、うろたえ、あわてるのだろうか？　諸君の見物修行もながいモノだ。スキーにしても壮絶快絶なジャンプは自ら体験しなくては分かるものではない。

　ワズカ数十人の同志よ、ワズカ数百の永遠の友よ、イヨイヨ君たちの登場する第一幕が上がりかけている。第一幕が上がったら、世界各地からゾクゾクＰＵ学徒が登場する。その時、諸君のカゲが余りにもうすく、白人や黒人が絶対優勢を争うのに圧倒されてしまうコトを私は痛ましく思うものだ。科学と言う正確性で数百年来鍛えられた西欧人に、諸君の子供たちは伍してゆけないことを恐れる。諸君の子供たちは、科学の不完全な教育は受けているが、東洋哲学の修行は全く出来ていない。諸君が今スグ身をもって示さなければ、彼らは永遠にドレイの如く欧米人の後塵を拝すると言う、役割を演出しなくてはならないだろう。（以上、何れも上掲同書より引用）

「世紀の対決」はいかに行われたか

いよいよシュバイツァー博士との「世紀の対決」を眼前に控えて、桜沢の体調はきわめて厳しい状態であることは、これまで彼自身のレポートの中に記されてきた通りですが、もう一度だけ「私の潰瘍」と言う一文を紹介しておきましょう。

私の潰瘍（ＧＯ記）

今日一月二十八日、手足には直径一センチ位のが十四、五になった。頭の頂きから首にかけての七か所は、直径五センチ位宛の腫物になっている。そのため夜寝る時、枕をする事ができない。顔を枕に伏せて寝るより外はない。両足をフトンにつける事もカバーをかける事も、痛くてできない。ヒザから下はフトンから出して、ベットの枠にのせ、宙にうかせて寝なくてはならない（フトンと言っても上は布一枚）。

メイエル夫妻は何度もＳ博士式の薬物手当を、今すればスグ治るから、とすすめてくださる。その度に私は、「ありがとう、しかし私はスベテをＯＫするのが商売ですから」と笑って答える。モー私は塩もみ込みも、里芋の葉で包む事も止めた。デンシイは一度でなくなった。そのオカゲで小指一本は完全に治ったが、私は恥ずかしく思う。耐えがたいイタミのセイとはいえ対症

療法を一度でもやったコトを。（中略）

そしてまた、この最高の医学を持ちながら、最下等の対症医学の力を借りるコトは、千万長者でありながら乞食に金を借りたり、労働者を搾取したりする様な不見識である。恥ずかしい限りである。（「サーナ」№80号「砂ノミと熱帯性潰瘍」の記事より）

と、自戒を込めた言葉を綴っています。

さて、それでは次に桜沢が自ら「世紀の対決」と意識したシュバイツァー博士との出会いのシーンはどのようなものであったか、次の頁を追って見ましょう。

大先生の不意打ち（第一日目、～八日迄　GO記）

この一文の私の字のミダレを見る人は、イカニ私が不自由な身になっているかを想像できるだろう。私はモー三日、本館へ食事に行く事も出来ない。ヒゲもそれない。その不自由な身を机まではこんで全身のイタミをこらえつつこの後記をかいていたが、ツイニここまで書くとたまらなくなり、ベットに入って呻吟していた。

午後四時―グラン・ドクトウール、グラン・ドクトウール（大先生！来る）の声が、全学園にひびき渡った。シュバイツァー博士がお見舞いに見えた！

私はおどろいてトビおき椅子にすわった。お出迎えに出る事はできない。S博士は夫人同道で山を上ってこられる。お供はダレもついていない。

一月初めに見えた時でさえ、メイエル氏はおどろいていたのに、今度はワザワザ私のための訪問だ。

―ドレドレ、傷を見せたまえ！

室に入るや否や、単刀直入の大声である。かくすヒマも、ゴマカス口実を考えるヒマも与えない。私は止むなく両足を見せた。

―ヤーッ、これはヒドイ！　これは大変だ！　スグ病院へ帰って手当をしよう。ドオ？

―イヤ、私は私の方法でやります。

―ノオ！　ゼッタイにこれは治らない。

―アナタの方法では治りますか？

―ノオ！　ゼッタイこれは治らない。私もズイ分苦しんだ。これを見たまえ！（ズボンをまくり上げ長クツ下を下ろし、フクラハギの三寸アマリのアザを見せて）手術でえぐり取ったのでヤット治った。しかし君のは大小数百ある。一つの傷なら手術で何とかなるが、こんなに沢山ではドーニモならない。

―ゼッタイ治らないですか？

——ゼッタイ治らない。だから私は全ての人に、始めから注意するンだ。ゼッタイにハダシになってはいけない。たえずキニーネをのむコト。長いクツ下をはくこと。夜はゼッタイ出ないコト。アナタは始めからソレを守らなかったンだ。

——Dr・ノムラはやられなかったですか？

——モチロン、彼は長クツ下の中にヨードホルムを入れ、私の言う事を守ったからヤラレナカッタ。

——だって土人はミナ裸足でいますが……

病院の土人はミナ「サンダルをはいています」（と、この時、夫人がヨコから口を出した。コレはウソである。古タイヤで作ったサンダルをはいているモノは十数人いるが、数百人はハダシである。ホータイをしたままハダシで歩いている。）

——トニカク、私の最大の忠告は「スグこの土地を去る事、欧州へ行けば十日間でこの潰瘍は消えてしまう」。これが私の最大の忠告だ。スグ欧州へ行きなさい。さもないと大変なコトになる。

——ありがとう。よく考えましょう。

——よく考える？　よろしい、トニカク出来るだけ早く出発する事だ。ここに長くいる事は出来ない。ミッションは貧乏だから。

一時間ばかり話して、博士夫妻は帰られた。

すると翌日の朝早く、メイエル団長がやって来て、スグ出立するよう言う。

博士の命令らしく九時頃になると桜沢二人の荷物が、何の連絡も一言の断りもないまま、こちらに運び込まれてきた。さすがに桜沢は「電光石火のような太刀風を充分身近に感じ」ざるをえなかった。

エマさんからの手紙には「即刻ご出発なさるべく、船便は三等ならヒコーキよりも安く、今なら席も取れますが、三月ともなれば困難です。お金がご都合悪ければお立て替えもします。一日も早く」と、言ってきている。しかし、桜沢にとっては何としても、それこそゼッタイにオメオメ引き下がるわけにはいかない正念場である。

―マア二、三日まってください、奇蹟を見せます。それに今私が帰ったら黒人たちは一生モー救われません。

―だってソレは時間がかかるでしょう。我々はアナタの様に長く休んではいられないのです。私なら最初に手術してしまいますから。

―だって私のは一生涯の免疫性を確立するのですし、対症医学のは……

―ソリャ、わかっています、しかし博士はゼッタイあなたのは治らないといわれました。

―治らなくてドオします。あのサギの美しい羽根をごらんなさい。トリもケダモノもミナ美しいじゃありませんか、人間がカレらに劣るナンテおかしいじゃありませんか。

―人間はダラクしているのです。

―ソレを救うのがキリスト教の道でしょう。

―でもアナタはこの土地に体質があわないンです。

―ソリャ事実です。だが人間の適応力と言うモノは偉大なモノです。これらの動物は人間の様な適応力はもっていません。

―トニカク早く、お引き上げになって頂きたいです。サモないと大変な事になると、S博士が断言されています。今欧州へ行かれたらスグ治るのです。

―ああ、ありがとう。アナタは私の命を心配して下さるのですね。ありがとう。しかし私にとってはコレは私の命の問題じゃないのです。私の命ナンカとっくの昔に投げ出してかかっているのです。私は黒人全体の健康と幸福を根本的に解決するためにハルバルやってきたのです。

サスガニ、ここまで話すとミッションの団長は何も言えない。小一時間かかって、メイエル氏を追い返す。

処で病院から運び込まれた荷物を整理していたJが、いきなり大きな声で「あッ！　玄米！　おミソ！　お醤油！　おもち！　ニューヨーク（久司ミチオ）からのお荷物が入っています。」と叫んで、涙にむせんでいる。桜沢も「エッ？　ミソ？　醤油？　よく無事についたナア！

―ありがたいですね！　もうこれで大丈夫！　ああ　ありがたい！　バンザーイ！（Jは泣き伏してしまった）。

孤軍奮闘の籠城軍に天からパラシュートで、食料と弾薬がふって来た！

昨日私は塩を十五グラムもオカユに入れ、オリーブ油を一サジ入れてのんだ。そのアトでJがモットいい方法を発明した。塩を油にまぶし、浅草ノリでつつんでのむのだ。やってみるとノドがかわかない。私は三回のんだ。明日は六回で六十グラムの塩をのむつもりである。数日間で奇蹟を！　と断言した。その二日目だ！　今日は全てのホータイをとるのだが、大丈夫昨日より好転していると言う自信がある。

第二日目（二月四日）ホータイをとってみる。戦況異常なし、である。潰瘍の攻勢は相変わらずスゴイ。フェラリヤの新手が十数か所に進出している。私の特攻隊はミナ戦死したらしい。

第三日目（の奇蹟）俄然好転。新手の攻勢なし。古い傷のみウミをもっている。悪臭甚だし。大きい潰瘍一つをのぞき、他三つの大潰瘍は攻勢を見せていない。小さいフェラリヤ潰瘍、ブドー状潰瘍数十は枯れている。バンザーイ！

Jは涙をためて眺めているが、一言もない。

それからJが、私の両足を久しぶりに洗ってくれた。おどろくべし、私の特殊作戦は功を上げている。右足クルブシの大潰瘍、一時は50×40mm大になっていた（S博士の見えた日）のが、

30×30位になっている。他の数十はモーすっかり枯れている。ウミと血のカタマリを丁ネイにJが洗い落とすと、両足の戦線はハッキリした。

「正午にDr・Vがやって来た。M夫人が招いてくれたのだが、私は食卓には出ず、すんだ頃スモーキングに出た。

―ドーデス、おかげでこの三日間に六〇%よくなりました。ホータイを一つもしない両足を出して、私はミナに見せた。ミナおどろいてコトバも出ない。ややあってDr・Vが、

―何も薬を用いないで?

―全く何もないんです、ねえ、メイエル君、ズイブンよくなったでしょう?
モーあと数日で、スッカリ、この最も大きな腫瘍も枯れます。

東西医学の優劣を検討するためにやってきたDr・Vも、全く沈黙してしまった。敗北を自覚したカレは、暑い日盛りだから、と言ってミナの止めるのも聞かず、カヌーをこいで帰って行った。私は本館へ出たツイデニ便所へ五、六日ぶりに行って見たが、排便なし。イカニ水分を私がとらなかったか、食事を四分の一以下に切りつめるために苦しんだか分かる。

―もうアト数日で完全に潰瘍を枯らして、病院へ行きます。S博士は何と言われるでしょうか?
私は私の方法で治します、と言ったら、大先生はハッキリ「これはゼッタイ治らない」と言下に否定されたのですからネ……

第四日目―右手の大きな潰瘍50×40ｍｍがスッカリ枯れた。左足の70×40も同様。全身の数十の潰瘍も同時に枯渇し、枯れ木の様になっている。その代わり私のカラダ全体も枯れて細くなってしまった。数種のバイキンと寄生虫は大小様ざまの小さな城砦を作り、固い肉の壁を作って中に籠城している。

第五日目―スデニ七〇％枯れた。しかし、最後の大穴から、もうウミは出ないが赤黒い血ウミがドクドク盛んに流れ出る。悪臭は依然として強くハナを突く。数十の枯れた潰瘍から血ノリが溶岩の様にフキ出している。ミナかきむしるとボロボロおちる。

しかしフィラリヤの攻勢がモリ返してきた。カオの右半分と後頭全体ハレ上がり、十数か所の潰瘍は盛んにリンパ液を出す。

尿が一時間おきに少しずつ出る。ニゴリがあるのはフィラリヤに、尿道、膀胱をヤラレテいるかである。尿道いたし。Ｊは手首一つ、ユビ一つ、足はユビ三本、足首一つ、計六か所の小さい潰瘍にビッコを引き引き苦しみつつ、百度（華氏）以上の台所ではたらき続けていたが、ツイにこの三日間は、休んでしまった。

私はこの三日間、コルネリヤ（ヘルマン相原の妻）の送ってくれた炒玄米を五勺位コップに入れ、湯をさし、ミソ味で、柔らくなったのを一日二回～三回位頂くだけで、ヤサイも何も一切とらない。芋パスターもやめている。食事一本ヤリである。水分は米を柔らかくする分も入れて合計一日、二〜三合、約四五〇カロリー位。Jは私に玄米を食べさすため、本館でメイエル氏一家と食事をしているが、一日四、五百カロリーと水一合五勺位。

第六日目―大潰瘍黒血を吐く。足ユビのイタミ甚だし。三回目の潰瘍　ブリカエシ。Jツイニ歩けず。ベットに横になると、三か月間、毎日百度（華氏）以上の台所での労働のツカレが出て、ただコンコンとねむってしまう―食事もとらずに。二人の老夫婦が半日がかりで潰瘍の血、ウミを掃除する有様、周囲は血だらけ、ウミだらけの古新聞の山、―この悲惨な姿ばかりは私のペンで描けない。

第七日〜八日目、イヨイヨ大きい潰瘍はたったそれも一つになり、25mm平方位になった。今日は盛んに黒血が溶岩の様に流れ出る。数十の小潰瘍は、モー問題ではない。食養一本がかくも偉大な力をもっているとはダレも知るまい。Jはシキリニ芋パスターをすすめたが、モーこの頃はすすめない。彼女も今日はツカレも治ったらしく、手足の潰瘍も小さくなった。体の弱っている時に潰瘍はスゴク攻勢に出る。

今日は大先生に大喝一声を食らって以来八日目である。潰瘍もフィラリヤも九〇％は治った。明後日あたり病院へ出かけS博士に見せよう。これで博士が始めて食物と生命の同一性に少しでも感づかれたら、大革命がおこるワケである。―病院にも、全世界の医学にも。

一九五六年二月十四日―この日の朝八時、桜沢夫妻は女学部の学生三人のカヌーで送られて病院へ向かいます。

病院村に着くと、行き会う原住民の人々からさも親しげな挨拶を受けながら、二人は真直ぐにS博士の室の方へ上っていく。今日はマルデイ・グラ（謝肉祭の最終日）、〒局学園も休みだが、病院では休みがない。「今しも今日の仕事を割り当てられたハンセン患者たちが、ゾロゾロ足を引きずりながら四方に散らばっていくところ、―その間にS博士の姿も見える。」

やがてS博士は遠くから私たちに気づくと、急いで私たちの方へ下りて来て、

―ドオ潰瘍は？　博士の第一のコトバはコレだった。

早速二人は、「手や足の乾いた潰瘍でウス紫になった一面のアトを見せる。

―ウーム、と言って博士はコトバがない。

博士の室に近づくに従って、イロイロな人が博士に何かと話しかける。忙しげに博士はソレに答えながら二人を導く。しかし、「室の前まで来ると博士は看護婦の質問に答えるため」中に入ってしまった。

その間を利用して二人がエマさんの室に行って見ると、「相変わらず黒人や看護婦に取り囲まれ、沢山のメールを処理しながら，テキパキ命令を出している。マチルド、コトンさんもいる。

二人ともとても疲れたカオ」している。

「エマさんは一月末にヒドク病気をしたので、近く欧州へ帰るのだと言う。少し話をして、また後で、と約束して」二人は「博士の室に戻り、博士の手のすくのを待つ。」

やがて「博士が出て来られ、エマさんもマチルドさんも、夫人も一緒に、私達（桜沢夫妻）は廊下の荷箱の上に腰を下ろして、話し合う。

—フーン、あなたたちはお別れに見えたのか？　ドレドレ傷をモー一度、と言ってJと私の手足の恐ろしい傷アトを見る。△性なエマさんは言う。

—私は一度も潰瘍にやられたコトがありません。一体いつからですアナタは？

—一月十二日、ハダシで庭やドブの大掃除をやった時にやられたのです。

—ソレ、あなたは私たちの言うコトを一寸も守らないからだ。ここではゼッタイにハダシになってはいけないのです……まだあなたたちのは、完全に治っていないのです。」

桜沢は「ニコニコしながら首だけヨコにふっている。博士も夫人も、マチルドさんも、エマさんが正しいのだという顔で沈黙している。その間にも博士はフシギそうに、Jの手足を眺めている。」

私がズボンをめくってスゴイ潰瘍のアトを見せると、さすがエマさんも肝をつぶしたか、ウオーと言ったきりである。その沈黙は「ソレ見たコトか」と言う嘲笑と、「何というオソロシイ傷アトというオドロキの表現である。ここで博士がドオして治したのか、何を食べたのか、何も薬を用いなかったのか、ドンナ手当てをしたのか、ナゼそんなものを食ったのか等、科学者らしく、率直に切り込んでこられるか、と思ったのだが、ガンコな博士は一歩も後退を見せてくれない。博士のゴーマンさは時として子供らしい。『人間シュバイツァー』で野村さんもソレを二、三か所で書いておられる。あのゴーマンさだ。」

質問されたら、私は「キリストの様に信で治したのです、一番大切な薬は断食とイノリです。マタイ伝にある通り……」と切り出し、ソレカラくわしい説明をする用意をしていたが、ただ博士は、シゲシゲと眺めるバカリで一言も質問はない。このゴーマンさに対して、私は「アーア、脈がないナ」と思った。その間にも博士は、二度も三度も用事に立たれた。そこで私は時を見はからって、

―イヤ、ドオモ長い間オセワになりました。オカゲ様でアフリカに来てズイ分、タクサンいい勉強をしました。アリガトウございます、と言う。言下に博士は、

―イヤ、それはホンの一部だ。アナタはアフリカを知らないんだ……アナタの学んだアフリカなんか、真のアフリカの千分の一、万分の一だ。

とハネつけてしまう。何というカタイ、ツメタイ、ゴーマンなアイサツだろう。自分がゼッタイ治らない、と言った病人が、現在目の前に、歩いて来ているのに！　荷物まで一切放り出した病人が。博士はハッキリ、数回にわたって、「スグ出発せよ、考慮の余地はない！」と断言された。その病人が起き上がって歩いてきて、全ての潰瘍が乾いて、黒くなっているのを見せているのに。薬も手術も私が用いなかったコトを知っているのに、毎日血ウミを流しながら、ビッコ引きひき苦しげに歩いている数百の患者を四十年も見ていながら、ソレらの人々を一生飼い殺しの様に毎日はたらかせながら、少しでもカレラの役に立つ方法を取り上げたり、研究したりしようという気が全く動かないのは一体ナゼだろう。

日本人なら、イヤ多少とも教養のある人なら「ソレはよかった。一体ドンナことを学んだか。コンナ事は学んだか」ナドと儀礼的にも聞くだろう。まして百万円の金をかけ、多くの困難と危険をおかし、ハルバルやって来た者だ。これは単なるゴーマンではない。東と西の思想のチガイだ。

博士は白人独特、共有の優越感，有色人種蔑視をもっていられる。そして私の本を読んで，敵性と見ていられるのだ。私はハルバルやって来たのだ。命がけで熱帯病と取り組むために、黒人全体のために、全人類のために来たのだ。ソレをこんなコトバではねつけるとは！　東洋人は全ての白人のもって来るモノ、舶来モノを電灯からヒコーキまで、種子島（鉄砲）からジャズまで、ギャングから原爆まで、チョコレートから豚の死骸食いまで、飛びついて取り入れた。白人は何一つとり入れない。

この自己優越感、自己批判のナサ——これがこの世のスベテノ不幸と罪悪のモトだ!! 我々もソンナモノを，ミジンでも、もっているのではないか?

確かにS博士はホントーにえらい人だ、それに間違いはない。ただ博士はあくまで「行動の人」である。思想の人ではない。▲性の人だ。この△と思想の▽が、兵法七書にある様に外柔内剛にすればよいのだが。「インドの大思想家たち」を見ると、博士の東洋思想に対する盲点がよく分かる。殆んど大乗仏教が分かっていない。弁証法が分からない。しかも氏は「西洋では考える人がいない。私一人位のものだと確信する」と、同書で言っておられる。西洋で唯一の「考える人」に会うコトがドレホド私のヨロコビであり、大きな期待であった事か!

私と世紀の巨人との決斗はアッケなくすんだ。それは、一見私の負けの様に見える。私の引退だから、しかし私は負けた、とは思わない。負けるが勝ちだ。負けて勝つのが我々の手だ。

Jでさえ―お気の毒ですネエ、四十年もこんなところで苦労しながら、ノーベル賞はもらっても、こんなに黒人全体から怨まれては……それに私たちがハルバル苦しい途をのりこえて来たのに、一言も私達の主張も理論も聞かないで。アナタの苦心の本まで読んでいながら。ネエ、こんな小さな私の潰瘍さえ治せないのに……博士は何回もシゲシゲと私の手首の潰瘍の後を眺めたり，押して見たり、触って見たりしておられましたよ、フシギ相に……ソレニ……――まあいいさ、我々はスッカリ大きな収穫をしたのだ。モーどんな熱帯性潰瘍だって治せるんだ。一番恐ろしい病気を正食だけで治せる確信ができたのだモノ。モーこれで正食の世界性が立証されたのだモノ――さあ出発だ。十五日に出発できるゾ！

――だって、十七日にミナ来ますよ。この間断った人たち、遠くから来た七人（黒人の患者）の人たちです。

――ああソオ。じゃ十八日出発、十九日はアルジェリアだ。

（以上、桜沢如一著『世界無銭武者旅行』及びサーナ誌№80号「砂ノミと熱帯性潰瘍」より、アットランダムに引用しました、筆者）

この章は桜沢の渾身の「ランバレーネ通信」の紹介で、そのあらましを埋めてしまいました。

食環境が半世紀前と比べると、世界各国の経済発展に伴う通信、物流手段の発達によって著しく変わってしまった現代、つまりその世界化の中で、いかにマクロビオティックの世界観が有効か、問われていることは間違いありません。

そのための答えを求めて、若い人たちの間では盛んに「時代に合った対応」が各地で模索されています。したがって今さら古典的ともいえる古い話を並べ立てて披露しても、どんな意味合いがあるのだろうとの疑問をもたれる方も多いかと思います。

　しかし、これは筆者の思い込みだとの指摘もあるかもしれませんが、活字離れの現代、桜沢が命がけで綴ったシュバイツァー博士との「世紀の対決」シーンの十分の一でも、活字によって直に味わうことの意味、歴史の足跡を知ることの意味は、真剣にその事実（記録）に向き合った者のみに得られる実感によって、マクロビオティック世界観の何たるかを改めて認識する一つの大きなキッカケに、そしてまた、自信につながることを私は確信するものです。

　この後、桜沢はミス・エマさんへ、改めてお世話になった感謝の気持を述べ、また遂に最後まで私の訪問の目的と提案が理解してもらえなかったことへの無念さと、「いつかお分かりになる日が来るのを望みつつ、かつ知り抜いているが故に、私は心を込めて、私の敬愛するあなたに心からゴアイサツを送るのです。」との、手紙を書き送っています。

　ところが約三か月後のパリの朝刊新聞（六月五日）で、桜沢夫妻は「シュバイツァー博士の秘書ミス・エマ死す」の悲報に接しています。

　それでは最後に桜沢が書き送ったエマさんへの万感のこもった手紙と「ミス・エマの死」及び「戦いは終わりぬ」等の（フロクの）頁を紹介し、この章の締めくくりとします。

ミス・エマさんへの手紙（一九五六年二月十八日　GO記）

二月十七日には病人のために、十八日にはヒコーキの都合で、出発が出来ないのが分かったので荷物の整理がすむと、私はエマさんに手紙を書いた。

「私はソンナ病気を一度もしたコトがありませんよ」と言ったエマさんだが、一月末に大病をして、スッカリやせていた。そして三月三日にアルザスに帰るのだと、サモうれしそうに言っていた。S博士式の用心予防で熱帯性潰瘍にはやられないが、長年の邪食（砂糖、クダモノ、肉食、飲み過ぎ）で心臓はスッカリやられているし、足はネリマ大根の様なズンドウになっている。ただ生まれつき（アルザス生まれ）、母親からもらった極陽性体質（ああ、その目の小ささ、唇のウスサ！）でツイニ、このアフリカで三十年は働けたのだ。

エマさんは極▲性でトシ子（川口）そっくり、マチルドさんは極▼で森山さんソックリ、S博士の不在中、ただ一人で一切を処理して行くエマさんのテキパキぶりを私は深く感嘆して眺めたモノだ。

以下、私の手紙――

エマさん――

私共の出発は一週間のびました。二十三日のヒコーキにきまりました。それで、この際改めてモー一度、アナタに感謝の意を込めてこの手紙を送ります。アナタの親切は私たちに一生忘れない、ヨキ思い出を沢山与えました。

しかし、何んと言っても、アナタやS博士に私の主張がヨク分かってもらえずに、私共がアナタ方にお別れを告げるコトは残念千万です。四か月もかかって書き上げた私の本や、アナタ方の目の前で奇蹟の様に、私が治した病人もタクサンあるのに——。

私はアソビに来たのでもなければ、この美しいオゴウエ河や、ミドリにもゆるジャングルを見に来たのでもありません。百万円の金をかけ、多くの危険と困難を切りぬけ、私共がやって来たのは、この世界で最もオソロシイ熱帯のアラユル病気から、全ての黒人を、一度で永久に救い出すために、薬も手術も用いない、イトモ便利な方法を教えるコトで、アナタ方の努力にお手助けをするために来たのです。

そして、この四か月で、私は私が全く正しかったコトを確認しました。私の医学の原理と方法が、全く正しかったコトを私は充分証明しました。

私はオソロシイ熱帯性のアラユル病気、私自身フィラリアや熱帯性潰瘍にやられたコトを大変アリガタク思っています。ナゼナラ、私は実地に身をもって、それらの苦痛のイカニ深刻であるかを味わい、その上、ソレラを見事に短時間に、私独特の方法で治して見せるコトができたのですから。

モチロンあなたは、「まだ完全に治っていない」と断言されました。それはホントーです。しかし、アナタは一月十五日以来、私が動けなくなり全身血とウミとハナをつんざく悪臭に包まれて、苦しみのドン底で呻吟していたのをご存じないのです。二月五日にS博士がワザワザお見舞いに来てくださって、何回も何回も、クリ返しクリ返し—「これはゼッタイ治らない、一刻も早く欧州へ逃げるコトだ！」、「スグ出発せよ！」と言われた時、実はモー六〇％も治っていたのです。それで私はハッキリ—

「ノオ、私は私の方法でコレをここで治して見せます。」とお答えしたのです。そして七日後には九五％治ったのです。モチロン小さい、新しいオデキが少し出ています。しかし、ソレはモー大戦後のクスブリにすぎません。大火事の消えたアトのホトボリです。

私の発見したのは、熱帯のアラユル病気を治す原理と方法、一生免疫性を得る方法です。私のはアナタ方のとはちがって、自然の一生の免疫性の獲得なので、一時的なムリナ症候のボク滅ではないのです。

ナルホド、アナタ方の言われる様に、ハダシを厳しく禁じ、長クツ下をハキ、クツをはき、キニーネをとり、アラユル薬物をそなえて、身を守る事はできます。しかし、ソレは—

第一、全黒人に出来ない事です。

第二、ソレは、アナタ方が恐怖をもっているというコトの証明です。そして恐怖をもっていると言うコトは、アナタ方が真のキリスト精神の信をもっていないというコトです。

第三、「敵を愛せよ」というキリストの精神に反します。アナタが欧州へ逃げて帰るコトは、敵を愛するのではなく、見すてたコトになります。

第四、敵を愛せよ、と言うのは万物（タトエ、いかに憎々しく見えても）が我々のために創造された、必要欠くべからざるモノであると言う、世界観に徹した表現である、と言うコトを深く考えるべきです。

しかし、「東は東、西は西」ですか？　アナタ方は対立する二元の戦いをドーシテお避けになるつもりですか。この世界の二元性を、一元に、平和、統一するモノは、一元の無双原理、実用弁証法しかないのです。

私は「東は西、西は東」、「始めは終り」「善こそ悪」と言うのです。善を強調して悪を一掃するのは、男を、或は「始め」を、或は「表」を強調して女を、終りを、「ウラ」を否定するコトです。

「生命の畏敬」は全て、大自然のあるがままの肯定でしょう。ミジンほどの否定もあってはならないでしょう。かくてこそ始めて「敵ー対立者こそ愛せよ」、「味方や友を愛するコトはオセンチである」と言う意味が分るでしょう。私たちは全てをうけ入れるモノです。スベテの対立を相補不可欠性として愛するモノです。

所詮、私たちが今お別れしなくてはならないのは、世界観の問題です。一切の肯定か、否定かのチガイです。私たちは電灯から飛行機、チョコレートからコカコーラ、三Ｓ主義からギャングまで、一切の舶来のモノをもろ手を上げて歓迎しました。しかし、白人世界はこの数世紀の東西交通にも拘わらず、東洋の思想は何一つ受け入れていないのです。こんどの私の訪問は、ソノ西洋世界の思想的鎖国主義を打破するための最初の冒険だったのです。

いつかおわかりになる日が来るのを望みつつ、かつ知りぬいているが故に、私は心を込めて私の敬愛するあなたにこころからゴアイサツを送るのです。

ミス・エマの死　（ＧＯ記）

エマさんが死んだ。

エマさんは私たちより一週間おそくランバレーネを出発して空路帰仏、ストラスブールに静養中だった。私は本が出来たら送っておいて、ドイツを廻っての帰途でお訪ねする積りだった。どうせ長くはもつまいが是非ともこのシュバイツァー博士の片腕、あのランバレーネのジャングルでシュバイツァー博士の為に一生をささげたけなげな女性に食物療法とその原理ＰＵを理解させたいと思っていた。

ところが六月五日のパリの朝刊新聞はみな「シュバイツァー博士の秘書ミス・エマの死」と報じた。Ｊは私からソレを聞くと、手に持ったものを、取り落とさんばかりにおどろいた。

エマさんは若い娘の身を、三十一年前にアフリカのジャングルに投げ込んだ。三十一年シュバイツァー博士を助けて、ミス・コトンと共に今日まではたらいてきた。私たちをこころよく迎え、私をシュバイツァー博士の椅子に据え、親切にもてなしてくれたのはエマさんだ。始めから、私たちはエマさんの親切と、その日々の男まさりの活動にいたく心うたれ、何とかして体を良くして上げたいと思い、Jは毎日お手当をしたり、マッサージをした。私は毎日三度三度食事で注意した。

エマさんは追々正食をやり始めた。砂糖の全廃と飲み物を減らすこと、肉類をさけること、……しかし何といっても果物以外の食品一切がフランスから輸入される土地だから、思うにまかせられない。それに朝六時にはもう半道もはなれた丘の向う建築の現場監督を始めている、という人だから，ユックリ話が出来ない。極陰性のアルザスに生まれアルザス育ちだからランバレーネでの肉食と果物に耐えたのだがもういけない。私がいる間に二度も大病をした。それでも疲れを人に見せない人だから出発の日までキリキリ舞の活動を続けた。勇敢な人だ。

西洋医学の絶対信者で早朝からヘルメットに身を固め，厚い長くつ下をはき、靴をはいて飛び歩き人口七百人のハンセン病村を統一していた。私が着いてから，始めて食物の重大性に気がつき、勉強を始めた人である。

うら若い娘の頃から、アフリカのジャングルを切り開き、病院を建て、ハンセン病熱帯急性潰瘍、フィラリア、蚊、羽虫、砂ノミと戦いつづけ、遂に力つきて倒れたエマさん——あなたは本当に勇ましい人だった。私が食養を分からせたら、あなたは八十でもピンピン活動出来たんだ。あなたの生来の陽性、きびしさに圧されて、陰性な私は持久戦を始めた。私がもっと陽性に出たら良かったのだ。悪いことをした。惜しいことをした。私にはもう始めからあなたの死が遠くないことが見えていたのに！

　西洋医学を厳守した陽性のエマさんにしてこれだ。二、三人を除いて全て白人が一、二年しか勤まらないで逃げて行く。その二、三人もみなもう長くはない！　ドクトル・P、ミス・ユリ……。よろしい。私はもっと陽性に出よう。シュバイツァー博士にもっと激しく体当たりをしよう。ランバレーネの黒人の少年、青年、老人たちから是非もう一度来てほしいという切々たる訴えが毎週の様に来る。北アフリカの戦争のためにフランスは数十万の青年を徴発している。トールザ夫人の娘と結婚したミッシェルも徴発された。二十六歳代はもう出つくした。二十歳兵も皆動員されている。T夫人の前の家からも三人徴発されていった。毎日の新聞はアルゼリア戦争の大きな写真と記事で一杯だ。インドシナ戦争以上のセンセーションを起こしている。毎日出発する兵隊、入隊する青年たちを阻止する民衆が各地で血を流したり、数十名検挙されたりしている。皆アフリカ人を殺しに行くのだ。医学と軍隊をもって欧州人は黒人を殺しに行く。西洋文明崩壊の現象だ。

私は何をなすべきか？　エマさんの死は、私の心の底に大きな行動のプランを立てさせた。エマさんの死と、続々空の大橋を渡って死のアフリカへ行く数百万のフランス青年の姿を思い浮かべつつ……。

戦いは終わりぬ（ＧＯ記）

私の人生における最大の冒険―シュバイツァー博士との対決は、東西思想の対立という地上最大の問題になって、遠い地平線一ぱいに拡がってしまったが、六十日の断食の後でフィラリヤ、潰瘍、尿道炎等の恐ろしい症状を、ただ食事だけで退治するという冒険は、私の一生における全く大きな放れ業であった。

それも終わった。見事に私は切り抜けた。不自由というより、手も足も縛られたまま、大激流に投げ込まれた様な危険から私は脱出した。

見よ!!　私の全身のこの潰瘍のアトを……Ｓ博士を戦慄させた潰瘍とフェラリアの治ったアトを!!

私はこの生理学的大冒険の情報を、医学をやらない諸君にクワシク、ハッキリ印象づけるコトに失敗したかと思う。ソレはホントウニ身の毛もよ立つ様な、危険きわまる、苦しいモノだった。諸君に私はお願いする。モー一度ユックリ、『中央アフリカ横断記』と「砂ノミと熱帯性潰瘍」

と、その付記や後記をよみ返してほしい。君を私の立場において。

そして「熱帯に来る人も△性の体質をもった人でなくてはならない」、というオドロクベキ結論をジックリかみしめてほしい。冷帯や寒帯に行く人がゼッタイ極陽性でなくてはならないコトはいうまでもない。だからモー、「私たちは絶対に▲性にならなくてはこの地上で無限の自由、永遠の幸せ、絶対の正義を身につけた自由人になるコトはゼッタイできないのだ」と言うコトを、十二分に認めなくてはならない。これで諸君は、長い間体質の△性化、砂糖の害毒を私が説いてきたコトの正しかったコトを真に了解されただろう。

生野菜、クダモノの如きを主張する、対症療法的見地から、私の大乗的な健康法を云々するコトは全く見当ハズレである。

トマレ、私は出発する。極陽のアルゼリアへ！　そして欧州へ！

何が私を待っているか？　アリエガタサ!!

（「日本女性初の中央アフリカ横断記」のフロクの頁より）

閑話休題② スナオ、率直と言うコト

—エルネストに与う

桜沢如一

スナオにモノを言うというコトはイイことだ。しかしスナオにモノを言うというコトは一体全体ドンナコトだろう？ これさえ分かれば、そして、できれば、この世のアラソイ、ニクシミ、クルシミ、カナシミは大ていのぞかれる。

スナオというコトは、正直に言うコトだ。アリノママ、イツワラズニ、正しく言う、というコトだ。美術や文学ではスナオさが最上のネライだ。哲学も科学もスナオサ、正しさ、アリノママを最高のネライとしている。

スナオサ、スナオナすがたが、アリノママとは一体全体何だ？ それはアリフレタモノをアリフレタモノとし、アリエガタキモノをアリエガタキモノとし、ハカナキモノをハカナキモノとし、トコシエナルモノをトコシエナルモノとするコトだ。アリフレタモノや、ハカナキモノをアリエガタキモノやトコシエナルモノと区別するコトだ。第一判断力（物理的）、第二判断力（感覚的）第三（感情的）はモチロン、第四（知性）、第五（社会的）第六（イデオロジック）判断力はスベテ相対的タマユラノ，ハカナイモノである。

スナオというコトは、それらのハカナサ、ナサケナサ、相対性をアリノママに描き写し出し、その上にトコシエ、絶対、無限の世界というバックのアリエガタサ，タノシサ大いなるヨロコビ彼岸の世界をクッキリと示すコトである。写実主義も、自然主義も、現実主義も、写生も、科学の確定性も、哲学の権威もスベテこのスナオさを最高の唯一

のネライとしている。

スナオというコトは最高絶対界の第七判断力である。君は第三をスナオと聞き違えているのだ。第一～第六の相対性の判断を主観という。

スナオさは主観を脱却した「我」のない、純粋客観の世界である。それを大我とか、至上、天主、神、大悟、仏、真理など昔の人は言った。それは全宇宙の一体全体観であるから、大主観であるといってもいい。

しかし、自然主義、現実主義や写実主義は、第一～第六の判断を大胆に、率直に、描き出して第七判断力の前に立たせ人間というモノのハカナサアワレサ、カナシサ、ミジメサミニクサ、を抉り出し、サラケ出すコトをネライとしている。

しかしイクラありのまま人間のアワレサ、ミニクサをさらけ出しても、ダレも最高の審判を与えて呉れる人がないと、人間はタマラナクなって、最後の暴力をふるって叫び暴れ出す。それがダダイズム、サルトルのシュール・レアリズム、ヘンリー・ミラアの獣欲とドン欲の世界である。フローベル、モーパッサンの写実、自然、現実主義のナレノハテのおちぶれたアサマシイ姿である。イクラありのままのミニクサ、アワレサを描き出したり、叫んだりしても、スクイは来ない!!　スクイは第七判断力の審判のみである。

エルネストは現実主義（レアリズム）や、超現実主義（シュール・レアリスム）、ヘンリー・ミラアの獣欲ドン欲の世界をアリノママ、スナオ、マコトの世界だと思いこんでいる。それは現実を永遠、有限を無限、相対を絶対ととりちがえたモノだ。それは無謀とも、無知とも、極悪とも醜悪ともいわれるマチガイである。

現実は永遠の、相対は絶対の、有限は無限のカリソメノすがたである。人生という長い長いトーキーの一コマの画にすぎない。それは長編小説の一部をとって、全部とする様なモノだ。性器をもって、人類のスガタ、本態とする様なモノだ。

アタマ（考える能力）のあるコトや、理想を見る目のある事を否定するモノだ。性欲やドン欲が、アタマの、知性の、理想の構成分子の一ユニットでしかないコトを知らないのだ。それは新しいリング崇拝教だ。新タントラ教だ！

フローベル、モオパッサンからフロイト、サルトル、スベテノ性教育家がそれぞれの宗派の開祖だ。

ドン欲や性欲のハカナサ、アワレサ、アサハカサの上に、無限の自由、絶対の正義、永遠の幸せの世界の荘厳がある。仏陀やキリストやマハービラやモハメッドが、アマリニモこの絶対、無限、永遠の世界の荘厳さ、アリエガタサを力強く説いたため、人間はドン欲や性欲の世界を口にするコトを恐れ、ただモウわけ分からずに、彼岸や、神の、全知全能にしがみついて相対界有限界の一切を悪魔の所作として否定してきた。精神的オナニズムである。

ロマンティシズムやルネッサンスはその反動である。

この反動はツイニ来るべき所まで来てしまったフロイド、サルトル、ミラーの世界、原水爆、死の灰の世界がソレだ。人間はここいらで方向を転じて、宗教の昔物語思い出の世界（精神的オナニズム）に戻るか、ドン欲、性欲の世界（サルトル、ミラーの色の世界）におぼれて死ぬか、それともドン欲や肉欲を理想の英知や偉大さの一構成分子とする新しい世界に脱出するか、イズレカだ。この三本道の入り口で迷い子になっているのがエルネストだ。ミチオだ。イヤおそらくスベテノ人間だ！

この三本道の右をとって思い出の過去の亡霊の世界にかくれて自慰にふけるか。左をとって勇ましく現在の欲火の地獄に身を焼き亡ぼすか。右旋か、左旋かとスベテノ人は迷っている。その双方をゆかんとして矛盾の刃にズタズタに切り裂かれ、きざまれているのが現代の人々である。

ダレ一人として、中央のヒロイヒロイ道、無限永遠、絶対の大きな、しかしケワシイのぼり道を（左右の世界のナガメをたのしみつつ）永遠の世界、過現未三世を一体とする永遠の今の世界に突進するモノがいない！　みな無双の原理コンパをもっていないからだ。このコンパをフシギナえにしで見つけたモノは、このコンパをバラマキながら、このウツセミの身を思うさま、楽しむべきではないか？

「追記」

スナオというコトは「心虚しきモノ」、「心貧しきモノ」というコトである。感情や感覚や、カズカズの欲望の様な「マヤ」幻影の世界を脱出してひろびろした、スガスガしい、赤ん坊の様なスベテをうけ入れる世界を生きる態度をいうのでトンガッタ感情をムクツケに、赤裸々に、人の前に突き出す乱暴、無軌道、横車をいうのではない。こんな大きなマチガイをＥが、六人の子をもつ親が三十六にもなってもっているという事実は、実におどろくべき事で、その由って来る所を考えると千尋の谷を見おろす断崖絶壁の岩頭に立つ思いがする。このオソロシイＥの様な「スナオ」の仮面で、その反対の極悪排他性を主張する様な人間を造るモノを、ハッキリ我々は認識しなくてはならない。これはスベテ不幸な人、不自由な人、他をそしるモノ，陰口をいうモノ、裏切り者（つまりＭＩ人種）に共通の真理であるコトに注意せよ。

こんな心を動物霊とか、アニマル・マンとかいう人があるがあたらない。動物は人間よりハルカニ心虚しきモノ、心貧しきモノである。エリゼ・ルクリユの世界文化史体系第一巻、一二九頁終りより四行目に、「アリの脳髄（判断力）はオソラク人間のソレよりハナハダすぐれている」というダーウインのコトバがある。メーテルリンクやシートンやファーブルにもタクサンこんなコトバがある。我々はモノいいを注意すべきである。

（一九五五年六月、ＧＯＬ９０７、追加９１０信より。なお同年十一月発行「サーナ」誌、№７７号にも同文の掲載あり）

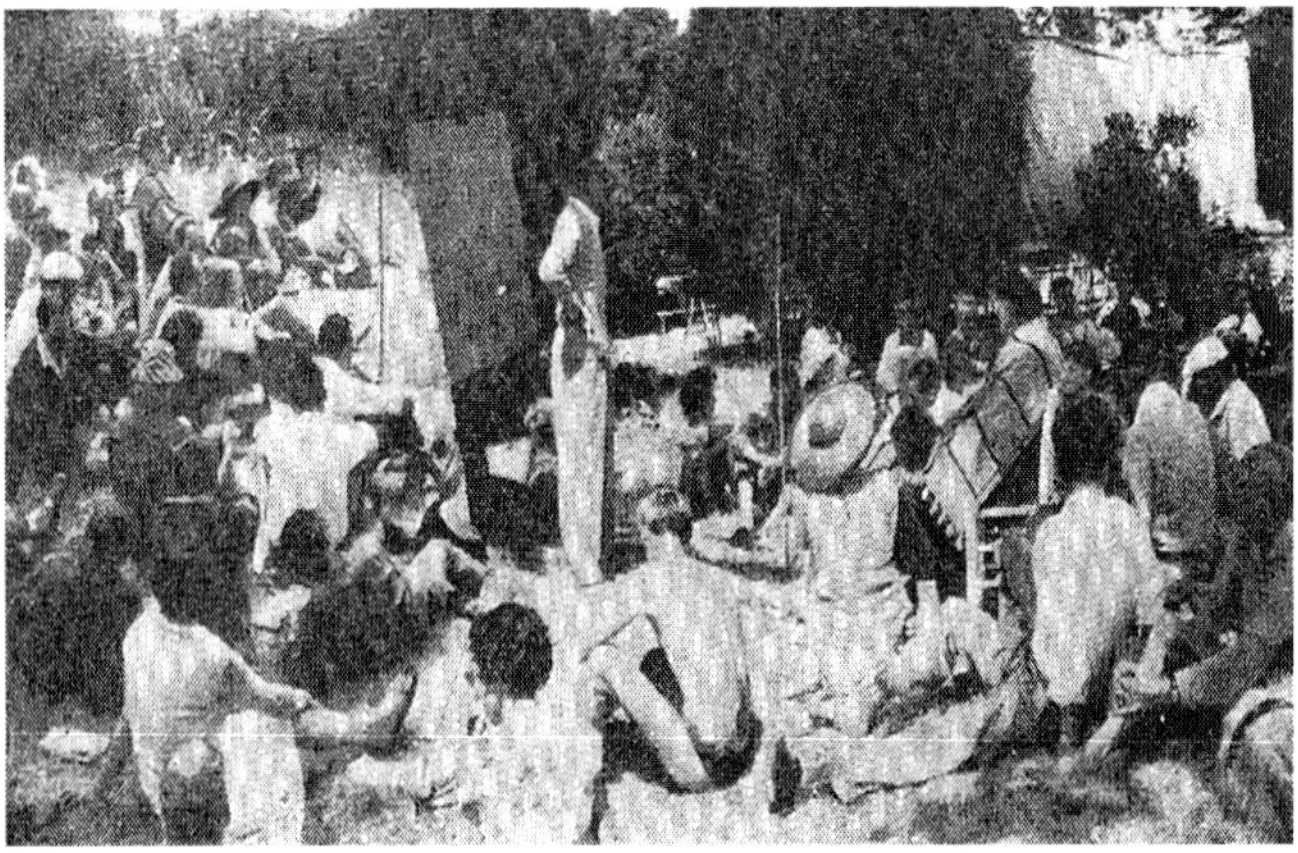

1962年7～8月、9週間にわたる「国際東洋哲学医学講座」が西フランス海岸ブレフファイユにて開催された（青空教室）

第三章　[フランス編]

パリを中心にヨーロッパに花開いたPUの花

厳しい二か月余りのアフリカ滞在を終え、次に桜沢夫妻が向かったのは、
ヨーロッパ、懐かしの都パリでした。
そこで桜沢の眼に映った二十年振りのパリの街並みと、
二人を迎える人々の表情は、
桜沢夫妻がＳ博士との対決で味わった虚しさと傷跡を癒すには、
充分な心躍る光景でした。
一方、桜沢は自分を追いかけ海外に来て活躍する弟子たち、
日本の留守部隊の弟子たちへの忠言と励ましの言葉を、
手紙を通して語りかけながら、
日本の東北地方にも似た南フランスへと足を延ばします。
そして最後極めつけはパリ中心街に、
「無双原理講究所　世界本部新館設立」という偉業の達成！でした

「二十年ブリのパリの都は、昔変わらぬ哀愁の灰色の眼をもって、私を迎えた……」

桜沢の眼に映ったその時のパリの風景とは、どんなものだったのか。ＧＯＬ（桜沢通信）から、まずそのいくつかを紹介しましょう。

パリの正食戦線の状況　―東洋医学の進出（ＧＯ記）

(1)日本はここでも敗れている！

何んと言う悲しいことだ！　日本は第二次世界大戦で七百万の軍隊を海外へ出しながら、五百万の病兵を出し、世界歴史上空前の大敗戦を招き二千六百年の勤皇無欠の東海の帝国を失ったバカリカ、私が『健康戦線の第一線に立ちて』で、また『日本を亡ぼすモノはダレだ』において、昭和六年と昭和十六年に予告した通り、ツイニ民族としての生命と伝統においても、また欧州各国に負けている。

民族の生命と伝統と言うのは、食を最高神格とし、神秘化，伝説化するほどの唯物的、科学的精神である。それは生物学的、生理学的のリッパナ高邁な世界観であった。その徹底唯物主義を正しくリカイするコトができなくなった近代、現代日本人はアワレ自ら亡びた。その高邁な世界観を唯心論的に神化し、神勅などとしたのが日本の亡びの真因である。

松陰は「神勅相違なければ日本亡びず」と言い、単身海外にとび出して、世界を見、日本改造を企てんとしたが、頑迷無能の政府のドレイ役人たちによって死刑にされた。その間、神勅に相違はなかったのに、神勅に国民が、否政府が違背したために日本は亡びた。

しかも亡国後十年にして、今なお日本人は目覚めない。海外に出る者はタクサンあるが、その中に一人の松陰もなく、半人の天心もいない。全東洋の最高宗教と哲学と科学を打って一丸とし世界観とし、実用弁証法とし、日常行事化までした民族であるが、今はアワレ世界を風靡する新しき科学と言う名の宗教と社会主義、民主主義という幼稚な（その創始者ロックやフーリエ、サンシモン、ロバート・ウォーエン、さてはマルクス、エンゲレス、エリゼ・ルクリュまでが恐れた様な）皮相な、近視的な、倫理構造に心酔して、欧米崇拝に始終している。

ナニが、この悲惨な敗戦亡国を招いたのか？

ナニが　この最高判断力のクモリを招いたのか？

食と生命との原理を忘れたドレイの教育家、渡世思想家のバッコ（跋扈）のセイである。真の指導者の欠如である。国民一人一人の排他心、エゴイズムである。社会運動に参加する勇気と明のない個人が、大部分であるからだ。ソレもコレもスベテは食生活における生命の原理、世界観の蹂リンからである。その詳細は私が四十余年にわたって、絶叫してきたコトであるからココには省くが、その実例を私はまた、このパリで証明しよう。

(2)欧州各国の東洋医学戦線

三十年前、私は東洋医学の世界化のために単身、赤手空拳で白人科学文明の城砦に迫り、肉弾をもって体当たりし、ドン底生活でアラユル辛酸をツブサニ味わった。そして、東洋医学の最高峰たる自然医学や、その原理である世界人類の五大宗教の根本原理である抽象的な実用弁証法が白人に難解であるのを見るや、天心の故智に習って或るは茶道、或るは華道、或るは俳句、或るはハリ、或るは柔道の解説とデモンストレーションを約十年間やった。

今、二十年ブリに来て私はおどろいた。

二十余年前に私のまいたタネが芽を出し、成長し、今はフランス文化の中にリッパナ大樹として、そびえているではないか？ 柔道の学校はパリ市内だけで八十をこえ、市内至るところに柔道場やクラブの広告が見られる。華道はモー店頭装飾、商業美術の中にまで入っている。とくにハリに至ってはタダ驚嘆の他はない。三十五年前、ハジメテこの国でハリを生活のために、職業として実用した時私はただ一人で、後援者はスリエ・ド・モラン氏一人であった。私たちは大いに戦った。しかし、前途は見込み立たず、資金はなし、止むなく私は再来を期し、後事をスリエ・ド・モラン氏に託して帰った。氏はその後二十年、九十歳をこえるまで奮闘、ツイニ今日の仏国ハリ医学の隆盛を見るに至った。

昨年柳谷氏（＝柳谷素霊、一九五五年フランス国際鍼灸学会の招聘により渡欧、フランス、ベルギー、西ドイツ学会などで日本の古典鍼灸技術を紹介した人物。一九五七年には日本に於いて東洋鍼灸専門学校を創設、初代校長に就任。一九〇六年生まれ一九五九年没，凶年五十四歳。筆者註）を招いたのはヴェルダン地方の一個人医師であった。氏の神技はそのキカイに中央の仏国ハリ医学協会に属する人々を驚嘆させ、恍惚とさせ、その研究心、求道の精神を新しくさせた。人々は氏の高貴な奉仕の精神にいたくうたれた。そのオカゲで五年前ＭＩから送られたギャバン（石井保行）はパリ治療学院の講師として、ハリと食物療法の講義と施療を毎日やっている。今パリは二つのハリ医学協会があって互いに覇を争っている。

　私はその一つの正統派（スリエ・ド・モラン系統）の書記長、クーベッセリアン博士に一昨日あった。私の名はス氏の大著によって全ての東洋医学研究に熱心な医師たちに知られておるので、旧知の先輩として歓迎された。私が今度パリで出版する『東洋医学の原理』（後に「原理」は「哲学」と改題、筆者註）の仏文の手入れをする人を探していると言うと、言下に「ＯＫ！　我々全会員医師が協力しましょう」と言ってくれた。

　仏国々立アンヴァリド病院々長がハリの熱心な研究家で支持者であるという位だから、他にドレ位多くの有力な医師がいるか、諸君も想像できるだろう。これが欧州各国の東洋医学進出第一線の見本である。

トマレ、出発後五年間、殆んど音信をしなかったギャバン（石井）が、今はリッパナ講師としてスッカリおちついていると言う事実は、諸君の一抹の不安を吹っ飛ばすに十分であろう。私は彼が毎日講義をし、日曜の特別講座までやっているというコトをきくと、オカシクテ、おかしくて涙が出るまで大笑いをした。

(3) エレス夫人（パリ舞踊体操学院々長）

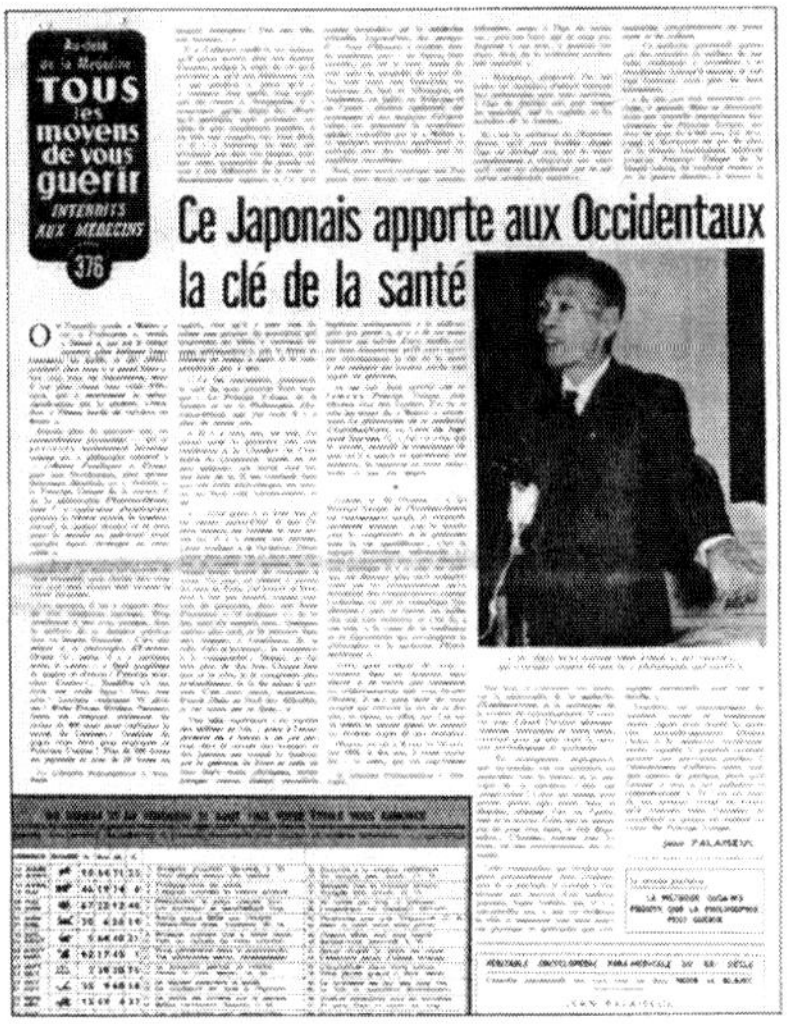

Au-delà de la Médecine
TOUS les moyens de vous guérir
INTERDITS AUX MÉDECINS
376

Ce Japonais apporte aux Occidentaux la clé de la santé

1962年8月、フランスの週刊誌でGOを紹介
NOIR et BLANC ー医療を超えて

三月五日、月曜。ギャバン、オーギュスタン、エーメ、アンドレ（以上四名共、元ＭＩ生。筆者註）等の一行が五年前、入仏後ズイ分お世話になったシャゲン博士を訪ねようと思ったが、旅行中なので朴千石がお世話になったエレス夫人を訪ねた。このお礼回りが、私のパリ入り第一の仕事である。（後略）

(4) パリの菜食料理店

エレス夫人に教わって、私たちはソレカラ巴

里の菜食料理店フーンザに行った。小さいコザッパリした、便利な食堂。相変わらず生ヤサイやクダモノが多いのでサラダとクダモノを失敬して、煮たモノだけ頂いて見る。スープは水煮の人参汁、人参と大根のゴッタ煮はうまかった。小麦の人造肉と人参。外にリンゴ汁、印度式ハルワ（Ｊの月々の献立の特別料理に出ている）を食べ、黒パン二切れで九百円。Ｊがこさえたら実費は巴里でも二百円位のモノだろう。

だから料理にはおどろかなかったが、この協会の関係だけで、パリに今三十数軒、無化学肥料の農産品、（米、麦、ヤサイ、クダモノ等）を売る店があるコトと、その他数百件の店で黒パンや玄米や醤油まで売って事実を思い合せフランスやドイツの食生活改善運動戦線の展開を思うと、私は

—ああ、日本は敗けた！

と叫ばずにおられない。（後略）

(5)ベーリー薬局百貨店の壮観

私たちは翌日パリの中央のサンラザール駅前のベーリーに行った。これは医薬医療品の百貨店であり、ホメオパシー薬品部もあれば眼科もある。その一階の一角に食物療法用品部がある。そこには玄米，玄麦、それらのパンや完全粉を始め、ウドンやソバやマカロニやソーメンや、ソー

スや、ビスケや、色々な塩や、ヤサイの缶詰，食療チョコレート，甘草ボンボン、色々の茶（紅茶、ウーロン茶、ティユール茶，薄荷茶等十数種）、食養コーヒー、母乳用ネスル粉乳、等々数千種の食品がうつくしい美しい包装で陳列されている。（中略）

この光景を見て、私はまたまた「日本は敗れた。日本は負けた！　食物療法戦線でも破られた！」と叫ばずにはいられなかった。（後略）

⑹新しい同志ミション・ドクトル

昨日（三月七日）、午後七時ナンシイからミション君がワザワザやってきた。まだ若い医者だが十数年前から私の本をよんでいる。藤田博士にも、柳谷兄にも会って話をきいている。私はスグ彼のために、特別ＡＮＳをひらいた。九時半に夕食のため休んだダケで十二時過ぎまで、私は彼のために話をした。

モチロン私のコトだから一門一答式である。おどろいたコトに彼のＰＵ研究は相当すすんでいる。日本でもコレ位分る医者や同志は少ない。だからオドロクなかれ，十二時頃にはモーあらましＡＮＳは終わった。六、七時間もゆられてきたのに彼は疲れた色も見せなかった。彼は日本の同志を今年も招きたいと言っている。若い一個人開業医にしてこの熱だ。彼はこのホテルにとまった。明日の昼、Ｊの玄米料理を食べて、夜十一時の列車で帰るという。

> ああ一九五五年に、モー世界政府はできていたのだ。―私の予言通り、約束通り。
> この東西医学の統一こそ世界政府の骨組みである。壁や内部構造は時間がかかってもよい。プージイの「宇宙のムスビ協会」、イタリヤのミロ君のサンパウロの「人間世界」設計、独仏伊日、和、スイス等各国間のビザ廃止、世界市民協会の旅券発行等、ミナ世界政府の仕事は着々進んでいる。私たちのビザなし入国はその証拠だ。コレデ日本の同志諸君さえ奮起すればいいのだ！これでも君は君の視角を、グットひろげないだろうか？　これでも君はジャンプしないか？（以上、一九五六年三月六日、ＧＯＬ、１０６４信より採録）

また桜沢はさらに四日後の通信（一〇六五信）で、アフリカの暗黒のジャングルから一転、華やかなパリの街で見た今と昔の生活を想い出しながら、しばし時間を止めて、次のように書きとめています。

> 飛行時間正味二十時間余りで、赤道アフリカの恐ろしい急性熱帯潰瘍やフィラリヤや砂ノミのジャングルの舞台が、世界最高の流行の中心パリに変わってしまった。ナント言うハゲシイかわり様だろう。ダレがこのパリであのランバレーネやアンデンデの年中ハダカの人々、ヤシの葉でふいた小屋、恐ろしい熱帯病のために亡びてゆく民族を想像できるか？

ここでは人々は厚い外套にくるまって、温めた車で走っている。私は少年時代のユメの世界、アコガレのマト、四十四年前始めて訪れたフランスを、今また二十二年ブリで歩いたり、ホテルでフロに入ったりしている。今も昔の様に学生たちはラタン区の街々で若さと、ユメと情熱をうたいながらタノシゲニ歩いている。多くの異国の女子大学生たちは花の様に、蝶の様に街々を学校の講堂を明るくしている。その若い異国の青年男女のムレの中を、一人で歩いている黄色いカオの頭の黒い背のひくい東洋人を見ると、私は三十五年前の私を見出す。

　赤道アフリカとパリの二重写しも、三十五年の私の思い出の世界を現実に見せるラタン区の光景も、ミナ時間の魔法である。

　カフェやメトロの中でアフリカの黒人学生たちを見るたびに、私はランバレーネやアンデンデに今もいる様な気がする。

　スベテの人々が、私にはドッカでイッカ親しく共に生活した兄弟姉妹の様に見える。肥満症でクルシゲニ街を歩いている老いたる婦人たちを見ると、バトラン夫人を思い出すし、ヤセギスの中年の婦人を見ると、ミス・テシエを思い出す。

　いつでも未来や未知の世界に生きている私が、パリ着以来一週間珍しく思い出の世界、過去の国に来ている。（中略）

　ギャバンが（門前の小僧習わぬお経をよむように）、中学生時代からやり出した食養や「コンパ」や「ＷＧ」や、色々な私の本で読んだＰＵで、柳谷先生のハリの神技を少しバカリ覚え、ハリの未熟さを食養でおぎないつつ、一回の治療に二五〇〇法（約三〇〇〇円）ももらったり、物理療法学院で講師になったりしている。一、二回でＰＵを卒業したアベ青年は柔道界の王座に迫って、豪華な生活をしている。（中略）

昔、このパリでドン底生活をした私が、今は子供たちから、ホテルや、食事や、金や外套まで提供され、何の心配もなく生きているというコトは冥利のつきた話である。ここで私はイヨイヨ一生一代の仕事を仕上げなくてはならない。

そして、また桜沢は次の通信（一九五六年三月十一日、一〇六六信）でパリで見た新しきヨーロッパの横顔と題して、

「昔のパリ、今のパリ」「高い物価（経済）」

「出版、思想、文化」『中国医学大綱』（千余頁の大冊本）

「フランス政府の禁酒運動」

以上、五項目にわたり便箋13頁を用いて、そのあらましを書き綴っています。中でも四番目の大冊本に関しては、当時フランスの出版界、その他の分野での先進性を知る上でも、格好の記録とも思えるので、ここに取り上げて見ました。

『中国医学大綱』

昨夜、私はモンマルトルの「生活と調和」運動の本部の小会合に出て見た。それは自然生活者、菜食者、自然医学、東洋医学等のグループの研究会であったが、四十人近い老若男女半々の静かな会合で「信仰の定義」、「カルマ」（業）の研究などの題目を取り上げていた。これはマルデ日本のドコカで行われるべき会合である。

一昨日はシャンゼリゼの七二番地の大ビルの七階のシャンゼリゼ出版社で、著作家の会合があった。これは毎月第二日曜の五時から夜中までつづくという珍しい会合であるが、出席者はミナ東洋思想に深い関心を持つ人々バカリだった。この出版社は世界最高の文化と流行の中心パリのその又その中心にある、オソラク唯一の出版社だろうが、思想モノが主な出版であり、トクニ形而上学、哲学、東洋思想、禅、ヨーガなどの普及をネライとしている。

第一、こんな東洋思想専門出版社がフランスにあるというコトがオモシロイ。ソレが所も所、シャンゼリゼのマン中である。

第二、一般的な東洋に関する出版物は数えるコトが出来ない。しかし中国古代哲学全集や、コトニ『中国医学大綱』（ドクトル・シャンフロオ編、千余頁の大冊、四十の凸版、十一枚経穴図、定価三六〇〇法ーこれは日本にはまだない黄帝内経、素問霊枢の完訳と一九五一年北京版ツーリン著『鍼灸医学の新研究』の完訳を収めている）の様な大物が書店店頭に出ているコトをお話すれば諸君は、フランスにおける東洋思想の研究がドレ程のモノであるか想像できるだろう。

三十五年前（第二の天心のツモリで）東洋哲学を引っ下げて西洋思想に体当たりに来『無双原理・易』をヤット出版したのに理解者が少ないので、ヤムナク生きんがタメあわれにも花や、盆景や、ハリ灸をひろめていた私にとって、このフランスにおける東洋研究の盛大な事実は全くユメを見る様である。上記の『中国医学大綱』はモー十冊位金沢の藤田博士等、その他の人々によって日本に輸入されている。

昨年一仏国鍼医に招かれた柳谷素霊氏は、今年もまた招かれている。その柳谷氏は三か月滞在の所感に「トテモ白人には我々の様なハリは打てない。しかしカレラの科学的な確定性の研究と技術は、カレラの手に会う様な精巧なハリの打ち込み器械を発明するだろう。スデニドイツのシミット君のピストル型やフランスのラモン式もある。それに経穴電気測定機も出来ている。今にカレラの経穴に関する生理学的、解剖学的、組織学的な大発見が我々をおどろかすかもしれない」と洩らされた。

若い医師Sは欧州の東洋医学ばかりでなく、ドイツの食物改善運動や、食物治療の第一線の壮観を見、「グズグズしていては祖国日本の数千年の伝統を欧州へ習いに来なくてはならなくなる！」と、二年滞在の予定を八か月で切り上げて帰った。（何しろ玄米・玄麦・黒パン・日本醤油がドコの食料品店にも見られるようになっている。）

すでに日本は日本美術の優越をフェノローサやゴンクール兄弟から教えられ、雪舟や広重、歌麿の本物をハルバル巴里まで見に来る。仏教のパーリィ語やサンスクリットの原点の読み方をソルボンヌ大学まで習いに来ている始末である。東洋医学も無双原理も同じ様な運命を辿りつつある。欧州における柔道や東洋医学、東洋哲学の研究と実生活化は、日本における欧米哲学や医術や文学や流行の受け入れ方とは全くちがった地についたモノである。日本の思想家や医学者や文学者は猛省すべき時ではあるまいか。

さらに桜沢は、すでにフランスのパリには日本における食養会とほぼ同じような団体があると人づてに聞くや、さっそく出かけて行き、その時の驚きの様子を、１０７４信（１９５６年3月23日）の中で次のように伝えています。

フランス食養会の威容！

行って見ると、この会館にはタクサンの講座があり、タクサンの学生たちが盛大に出入りしている。講座のリストを見ると「東洋医学講座」の名もある。ドラフィユ博士の主宰。

会はソルボンヌ大学ジョアノン教授の司会で始まり、四人の講師が熱弁をふるった。参加者は四百人余りで、女性が七〇％、中年以上の人が多い。話の内容で、会の空気で、今フランスには大きな食生活改善運動が起こっているコトが分かった。そこで先便で知らせた様な数百数千の正食品の店や、数十の生活改善運動などの上にあるのが、ここに集まった人々の団体であるコトや、この団体が医学者バカリでなく、一般文化人や社会事業家も幹部の半ばを占めているコトが分かった。会費百二十円。

話も日本の講演や放送とちがって、ユーモアたっぷりで、時々司会者ジョアノン老博士が、横から口を入れ、講師とユーモラスなヤリトリをしたりするので、ムズカシイ話が、漫才の様にオモシロク聞かれる。内容は正食運動一点張りで、まず土地の改良、化学肥料の全廃、主婦の買い物心得等。

十二時になっても一人の退場者もないので、私は心中おどろいたが、余りオソクなるので退出した。すると受付には五、六人の人が出版物を並べて、番をしながら会場の講演をマイクできいている。そこで私は二、三のパンフをもらって帰った。それを地下鉄の中で取り出して見て、私は大きなショックをうけた。

この会はＡＦＲＡＮ（それぞれ言葉の頭文字とったのであるが、意味は「一つの正しい食生活法を探求するためのフランスの連盟」）というモノ。短くすればこれは「フランスの食養会」である。オヤオヤ、これは大変だ！

総裁はソルボンヌ大学医学部のジョアノン博士、評議員には医学、農学界の大御所から地質学や、自然生活協会や、アカデミーの権威が網羅されている。事務局長がバ博士、純正食品局委員会々長がヴァンサン氏、書記長がルフエヴァル博士。

このアフランは一九五二年六月二十一日に、故フォレー博士の主唱で創立された一大国民運動本部。

ああ、フランスの食養会の威容！

宿に帰ったのはモー一時頃だったが、私はもらってきたパンフを全部よみきる迄、ねられなかった。一時半に読み終わると、夜が明けたらスグにバ博士やアフランの東部を訪ねようと決心した。グズグズしてはいられない。

それからも桜沢のレポートは、まだまだ続きます。切りがないのでせめて小見出しだけでも列記して、読者の皆さんに桜沢の当時の活動振りを想像してもらいましょう。

アフラン東部を訪ねて

無双原理の構造の模型 ―ドナール博士の鬼才

ノートルダムの怪　―天主病院の中の東洋医学者たち

パリの郊外での生活

以上（1074信～6から1077信～3迄）、便箋二十枚にわたっての通信が、日本のMI宛てに送られて来ています。

さてその後、桜沢から送られてきた日本のMI生たちに関する通信記事も、この辺で紹介しておきましょう。先ずは左の記事から、

ホジキン教授の学説―神経化学（GO記）

京都薬科大々学院で博士論文製作中の小牧実秀（日吉時代のMI生）の速報によると、ケンブリッチのホジキン教授はスバラシイ革命的な学説を発表した由。

その大要―

(1)神経細胞の静止電位はドンナンの膜平衡による細胞内外のkイオン濃度差に基き、活動電位はNaイオンの侵入とKイオンの排出に基く。これは膜電流の側室（一九五二年）と、放射性同位元素Na24／K44のイオン移動量の測定から結論される。H教授はこれらの実験事実を基に、神経膜を横切る電流も数式的扱い、この微分方程式をとき、伝導する活動電位（これが

神経興奮伝道の本体）の経過を見事に説明した。

⑵サラニ、細胞内に入ったＮａイオンの排出、排出されたイオンの吸収新陣代謝によるモノと考え、各種の代謝阻害剤を用いてソレを見事に証明した（一九五四〜一九五五年）。

以上の研究で「人間活動の一切の根本機構である自律神経の秘密がＫ／Ｎａの均衡」によるモノであるコトが明らかになった以上、今後生理学徒で医学に大革命が起こるのは必然である。

また、Ｈ教授とは別に他の生理学者、生化学者の研究が、Ｎａとの比の破れによってワゴトニイやシンパティゴトニイが起こり、すべての病気が生まれるのだ、という結論に達した。これも医学革命に拍車をかけるものだ。

トコロがこれらの十数年に渡る研究の結論を私は三十年前に仏版『無双原理』で発表しているのだし、左玄先生は七十年前に先見しておられた。更に四千年前に中国の実用弁証法はソレを予言していた！　仏版の『無双原理・易』は、日本文のモノよりハルカニ詳しくＫ／Ｎａ函数について述べているのだが、日本訳に当たり、私は読者層を考えて大いに省略した。三十年前に書いたこの本は今から見ると幼稚なモノで、私としては恥ずかしいモノだが、独仏三千人の医師が虎の子の様に大切にしてくれる。その中心の仏国仏教界では、この本を大いに珍重し仏教学徒に必読を勧めているコトを、私は数日前に聞いた。

私はＫ／Ｎａ説をＨ教授の如く生理学的に生物学的に詳論しようと思ったが、資金がないのと、ＭＩの基礎確立、青年の海外進出の資金や組織のために時間と資金をとられるのと、パリの世界政府運動に資金を送るのと、ソレよりもっと大きな仕事―すなわちＰＵの医学的，化学的、物理的展開から、美学的、哲学的、文化的表現の完成のために努力することに忙しかった。

幸いにも、私の研究はＨ教授の研究に三十年先立っているバカリでなく、ＮａＫの対立のみでなくアラユル元素の▽△対立相補性をアラユル疾病の治療法にまで完成している。その上、無限の自由と永遠の平和と絶対の正義のカギまで生物学的、生理学的、論理学的に発見している。

それだけに、私の悲嘆は大きい。モー私は滞欧五か月で多くの有望なＰＵ学徒を発見している。カレラはあの映画「みどりの時代」（クローニン自伝、Green years）で見る青年たちの様に死にモノ狂いでＰＵにかじりつき、とっくんでいる。三十年前から私がイツモ口グセのように言っていた事実が、正に実現しかけている。西洋人がＰＵを把握したらモー永久に東洋の青年は追っつけないのだ!!

私のＰＵを全体的に把握した日本人は、マダただの一人もいない!!（以上、一九五六年七月八日　ＧＯＬ、１１５１信１～３より）

ＰＵ学徒への苦言と忠言、そして期待のコトバ

数日前突如ドイツから来たＡ（氏名、省略は原文のまま。筆者）はもう二年にもなるのに、ま

だ自然科学に、手を付けず、金儲けに夢中になって，自動車を買って全欧州を飛び回るユメばかり見ている。キビシク叱って帰らせたが、先輩のＢは骨がらみの悪い△性があるので悲劇的な最期を遂げるのではないのか、と危ぶませる。Ｃは職工になって、独りよがりの詩や画をかいている。Ｄは医学校に入ると言うが、これは極度の排他性があるから結局人生をムダにするに決まっている。Ｅはこの二か月、このＴ夫人の家に来て大失策，醜態をし出かし、私たちの進退を谷（きわ）まらしかけている。僅かにＦ一人の力で私たちはこの五か月を送るコトが出来た。

さて在米のＰＵ学徒はドーか？

経済的にはキソが出来たらしいが、ＰＵ学徒、世界全人類文明の母胎の東洋の代表者としての面子はドーか？　文化的、思想的にはドノ程度なのか？　南米のトミオの活動は最もスバラシイが、思想的進展はドノ程度か？

私が諸君に切望するモノは、無限の自由、永遠の幸福、絶対の正義の体現のみ、余事あるなし！実秀（小牧）や天野（慶之）級の自然科学者が一ダース出たら、思想革命、世界転覆、人間革命は数年を出ずに展開を始めるのだ。米国では年々五十億ドル、五兆円の金を原子科学研究所に出しているというが、その百万分の一位でＰＵ学徒の準備は十分できる。一人位自由と平和と正義のために百万ドル位出す人はいないか？　イヤ沢山いる。キ教々会の事業資金は年々一億ドルも出ている。イヤそんなモノは一文もなくても我々はやっていく。現に私は三十年前「兎の生活」をしながら仏語版ＰＵ(「無双原理・易」のこと)を出している。君たちの文化活動のニュースを切望する余り、一筆した。（ＧＯＬ、１１５１信４～５より）

それから桜沢は次の一文「ホジキン学説について」追記の中でも、弟子たちに対する自らの切ない心情を次のように吐露しています。

ホジキン学説について（ＧＯ追記）

万人は幸福である。もし幸福でなかったらその人の罪である（エピクテタス）。君は幸福であるか？「キライな人に会ったことがない」人か？　否か？

君が自由でなかったら、君はまだ無双原理の真義を知らないのだ、まだ天国の鍵の使い方を知らないのだ。君はまだ他人の欠点が気になるか？　それなら君はまだ視覚がセマク低いのだ。君はまた一つの学問、或いはスキナ事にこりかたまっているか？　それなら君はドレイの志願者なんだ。

最近私は私の最も信頼するクレマンが、二十年もＰＵを知っているクレマンが、全くWill Roger の反蹠人である証拠をつきつけられ深く考えさせられたので、この追記をかくのだ。私は毎日数百数千の顔をみるが、ドレもこれも好きでスキでタマラナクなる。毎日パリの街を、ただホレボレと人の顔を眺めて歩いている。また最近エーメのために、モーこの家におれないほど恥ずかしい目に会っているが、私はモー十年も彼女を愛して散々な目に会わされつづけながら、彼女を愛してきたようにマダ愛している。

　モー二週間以上前に、ロンドンから帰るとスグ、朴千石に始めてキツイ苦諫の手紙を送ったが、彼は返事をしない。最大の欠点を突かれたので、スキでたまらない、最大の恩人がキライになってしまったらしい。欠点をワザワザ憎まれるのを覚悟で教えてくれる人さえ愛するコトが出来ないホド排他性が強かったら、モー人生はおしまいだ。こんな青年がタクサンある。オーギュスタンもその一人だ。

　私が君たちに要求するただ一つの事は、無限自由人になってほしい、と言うコトにつきる。そのために私はリマの琴、三味線を売り払って来た。リマの琴をきいたのは結婚前ただ一度である。私は長年パリに住むがマダ巴里祭も見た事がないし、エッフェル塔にも上ったコトがない。私は一生、一切の娯楽を知らずに、君たちの無限の自由確立のために、生きぬいたコトを今更幸せに思っている。

　何といってもこの世で最大のヨロコビは、世界革命を実現するコトだ。世界政府を作るということが、この世で best and biggest thing だ。しかもそれは人間革命であり、自己改造以外にないのだ。ホジキン説の出現にあたって私は切歯する。私はホジキン以上の大仕事をやる秘密を説いて来たし、身をもって示して来た。シャカやキリストがやった様に資金なしで、裸一貫で世界革命をやるのでなかったらウソだし、またそれでなくては出来るわけがないのだ。フランクリンを見よ。

私は今、恐ろしいスピードで進みつつある世界史上空前の、人間革命のトップの人々に伍している。ホジキンやカレルやノースロップ、Ｈリード、クローニンなどはミナその音楽隊である。私はその位置を一人で守りたくない。私は君達が協力して、私のアトを引きとり、私に「一服せよ」と言って欲しいのだ。

私は名誉よりも若人を愛する。フランス五か月の滞在の後に、私は私にふりかかってくる光栄を予見し、早くこれを愛する若人にゆずりたいのだ。

二時からこの通信をかき出したが、モー四時になってしまった。鳥が盛んに鳴き出した。ランバレーネの死闘、早く帰れと呼び続ける黒い可憐な少年青年たちを思い浮かべつつ、私はこの老婆心めいた手紙を終わる。（パリ、一九五六年七月九日　ＧＯＬ　１１５３信〜１・２・３より）

そして南仏紀行、その他

この後、桜沢は「南仏紀行」三十枚（一・二）程の紀行文をはじめ、他に「マルティグにて（四十二年ブリの笠戸君）」、「バレスの城砦村にて」、その他小見出しの中に、数人の個人宛、ＭＩ宛ての要望，忠言などを折り込みながら四十数枚余りの通信を書いています。その中の一つ二つを読んでいただきましょう。

バレスの城砦村にて（ＧＯ記）

こうして私たちはモー二五〇〇キロも南仏を走り回った。モー一か月になる。ホテルと車代を払っていたら、モー何十万円か費やしていたろう。奇特なＨ夫妻のオカゲで私たちは自由自在に歩き回っている。これは金がイクラあっても出来ないコトだ。第一、汽車のない土地が多い。第二、一々車をハイヤーするのが大変だ。第三、ホテルを見つける事だけでも二つ三つの街を訪ねなくてはならない。

昨日（八月十九日）ミヨーの美しい街を出てスグ千尺余りの高原を上り、美しい岩山と草原の人家のない所を二里余り走ってから、私たちはある谷間に下りた。谷間には土があるのでクルミと栗とポプラの大木もある。美しい小川もある。マスやイワナがとれる。そのホトリにお城がある。土地が七十町歩（中二十町歩は畑地、他は山林）ついて建物が三百坪余り、自家水力発電所もついている。周辺は美しい芝生（ヤギや羊が草を食べるのでミナ刈りとった様で美しい)。噴水が方々にある。庭には美しい花壇がイクツもある。これがミナで五百万円だという。これなら健康学園に格好だというのでH君は喜んでいる。

　こんな別荘ができたら書き物に時々私は来てもいい。ＭＩ生が十人来て耕作をやったり、ミヨーのヤサイや花を売りに行って一年仏語の勉強をしてからパリに出て学校に入ってもいい。畑は二十町あるから野良仕事は十分ある。町へは車で出れば二十分で行ける。リンゴ皮や栗はミナ山羊やブタが食っているが、結構収入になる。

　しかしＭＩ生がいない。日本の青年にはガッカリだ。石川三四郎先生が三十年も世話になったエリゼ・ルクリュ先生の例を思い出す。単身独力で出てくる様な青年でなくてはダメだ。創造と労働と学習の好きな青年が百人位ほしい。(一九五六年八月二〇日、ＧＯＬ、１１７１信より)

「同じくバレス村にて」Dear Itoga(糸賀一雄)へ

　全く久しぶりの通信—二人でうれしくよみました。シンガポールレポート、ダレが書いたのか知りたい。リードは旅行で会えなかったが、再会を約してきた。リード級が第一流なんだから、兄が日本で小さい世界でコセコセしているのが残念でたまらない。ナゼ一大ジャンプをしないか？

▽性！　長年の▽性！　あゝ、食の恐ろしさよ！

兄の▽性は兄の想像以上に膏肓に入っている。今にして蝉脱せずんばイツの日か？・・・
私はこの一か月Ｈ夫妻の車で南仏地方を飛び回って，至る処で楽しい楽しい楽しい日を送り、全く予想外の、ユメも見なかった幸せオモシロサを味わっている。私は第七判断力で体当たりをしても、行けるコトを発見した。大きなヨロコビだ。この世にこれ以上のヨロコビはないのではないか、とさえ思う。十月一日に『東洋医学の哲学』がイヨイヨ出る。ドイツ版は六月に出た。英語版は目下米人タニイ教授がコツコツ始めている。パリのヴラン社は、原稿は拝見もせず、スグ出版をＯＫした。三十年前に書いた本が三版売れ切れで、四版を出す事になっているからだ。これは岩波(書店)より固い哲学専門出版社だから、私は全くイイ気になっている。三十年前に書いたモノが売れ切れたのなら、今度のはスグ売れ切れる、と安心して……。

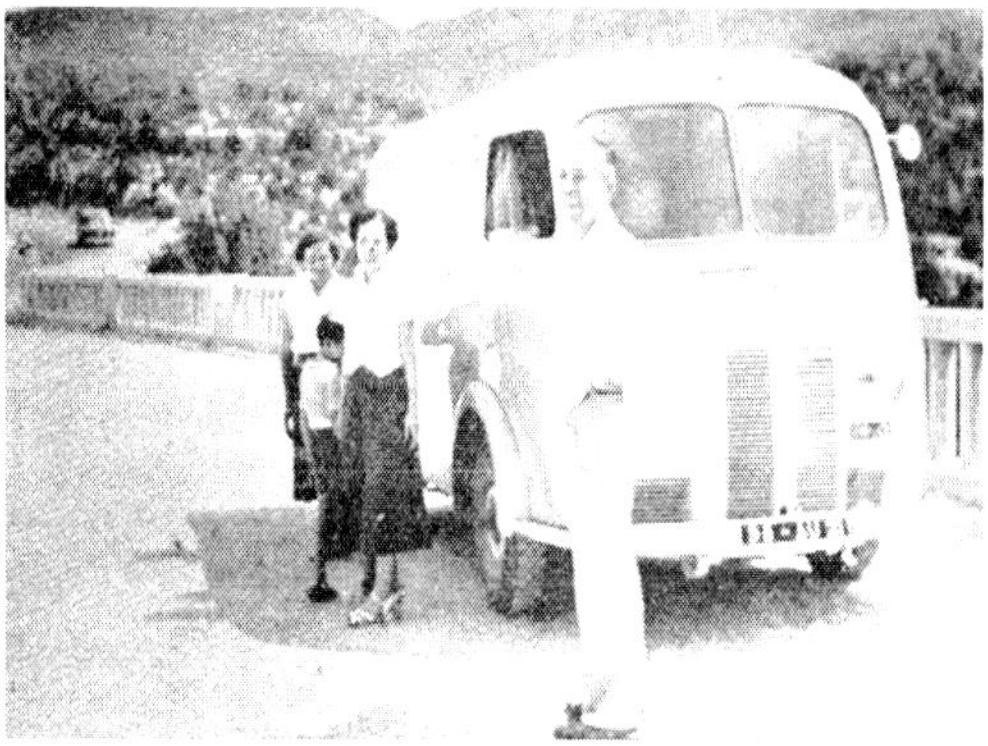
キャンピングカーで南仏めぐり

　この村は四十年前までコーヒーも砂糖も入っていなかった国で、名物はソバのピコセルで（ソバ粉の○入りウス焼、塩味）。この国の人は秋田、新潟県人が東京で成功しているようにパリで成功している。牛乳製品（チーズ）と燕麦と栗の産地。クダモノがハヤリ始めたのは今度の大戦後だという。全く日本は悪いモノの流行が早い国だと今更おどろく。

今、六〇〜七〇%の牛が流産をするので大騒ぎ。人間も流産や不妊症が多い。大抵農家は二、三十町歩をもって三、四人でやっている。中世期やローマ時代の建築の残っている国。月末からスイス入りの予定。如一（一九五六年八月二十日1176信）

また、そんな中、日本の若者に向けて、こんな手紙も書き送っています。

日本の鍼灸青年に

日本の青少年よ、ユメをもて、希望を抱け、そしてジャンプせよ。

「医道の日本」を見て、私に直接すぐ手紙をよこした人が十数人いる。たった十数人と驚く人があるなら、モット肝をつぶす様なことがある。と言うのはその中の二人を除いてアトはミナ私を前から知っている人バカリだからだ。カリニ「医道の日本」の読者が千人としても〇・二%である。今ハリ灸で一回いくらとっているか知らないが、オソラク五百円位か最高千円だろう。こちらでは月百万円とっている人が半ダース位ある。平均月四十万だろう。ソンナ世界を三十五年もかけ　開いてあげているのに、一人としてトビ込む人がないと言うコトは少しオカシイのではないか。所詮七、八万のハリ屋さんは「死んでから地獄に行く必要のない人（生きて地獄の生活を味わっている人々）なのだろうか。

私は二十五日にドイツに出発する。帰りは来月十日の予定だが、オソラク一、二週間はのびるだろう。最近私は毎週五回（中、三回は一流の医者の広間で、一回は日々十二万円収入のあるカナダ人のカイロプラクターの大広間で、一回は菜食協会で）定期に講義をしてきた。ドイツでは大学でも一席やるプロが出来ている。

毎日、電話と手紙で私とトルーザ夫人は攻められ、毎日新しい友がふえている。オマケニ私の記事を１頁出した新聞「イン・パリ」紙は、二〇〇〇通以上の問い合わせが来て、私に転送するコトもできないと悲鳴を上げている。

こんなに東洋医学と言うモノは高く評価されている。

私の『東洋医学の哲学』は第一版が年内に売れ切れになるらしい。それは無作法に西洋医学や西洋文明をコキ下ろしたモノだ。私の第八冊の本『文明と言う名ジャングル』（後にこの本は元ＭＩ生、吉見クリマックによって──西洋文明ジャングル探検記──と言う副題付きで『ジャックとミチ』として翻訳出版されています。一九八九年六月、「桜沢如一先生著作刊行会」発行者、日本ＣＩ協会発行）も近く出る。

来年出来る「食養研究所」は私を顧問にしようと言う。パリ大学で近く行われる医学祭には私を正賓の一人として、議長席にすえるという。カサブランカからきた手紙によると、私を数年来探していた人が二人ある。スイスの「国際文化科学協会」から大きな金牌を贈ると言ってきた。モチロン私はソンナ「ほめ言葉」によって試される程の子供ではない。私は日本の哀れな少年に大きなユメを持たせたいバカリにこんなコトを書くのだ。哀れな敗戦国、小国日本の哀れな青年よ、少年よ！　大きな希望を持て！

　ハヤク世界の桧舞台に飛び出せ！　早く世界観をもて！

私の様な無位無冠の孤児でもコレ位の事はやれる。諸君はモットすばらしい事をやれる。（ナゼナラ私がフミキリ台になるから）「私の様なモノでも日本の鍼灸師としてお役に立つなら」ナド、下らない事は言わないコトだ。君が「なりたい」のなら、君はキリストでも仏陀にでもなれる。ソレを邪マする法律はない。モシあったらソレは君の排他性だ。自己中心主義だ。ソレさえなかったら君は何でもやれる。ガンジイを見ろ、ヴィーバ師を見ろ、「ヴィヴカナンダ」位よんだろう。

　君に必要な条件は前便に書いた。君の手引きは私の『永遠の少年』（法政大学出版）だけで十二分だろう。或いは角川文庫の『人間この未知なるモノ』一冊でもいい。ミナ一冊百円位の本だから買えないワケはないだろう。早く！　ケチな小さな、汚い、敗戦国を脱出せよ！（ＧＯＬ、１２７２信　一九五六年十二月二十一日）

ニューヨークの久司ミチオへの手紙

さらにニューヨークの久司ミチオへは、こんな手紙を書き送っていました。

Dear Michio

六月二十三日付が、昨夜（七月十二日）着いた。ドーシタのかしら。

英国より六月二十三日帰仏、七月五日南仏各地講演に出立の予定のところ、加藤博士来仏のため延ばし、十六日頃出発の予定。八月十日まで○○（インク薄く、読み取りできず。筆者）県に滞在、八、九をスイス、ドイツの予定、十月一日以後年末までパリで講習。それから南米へ出発、三か月南米の予定を一か月に変更し、二月中旬ＮＹ着、二、三月滞在、後パサデナの○○君の処で一か月、その後日本通過―カルカッタ―アフリカ―パリ。

ＮＹでもミナ元気な由、何よりウレシイ。石井もエブもよくやっている。

明日はエブが車でドイツから○○と一緒に来る。その車で南へ出発。

オーギュスタンは昔の悪い陽性が出て○○の状態故、ドイツ各地の講演は出来ないらしい。食ほど恐ろしいモノはない。『肉と魂』読後、ギャバンへ送られたし。

小生の身体、オイオイごくスローモーで恢復中、この四か月絶対玄米菜食のオカゲで調子よし。

ホントーに私の一生の収穫期が余りに早くパリで来たのでおどろいている。前便の通り、早く君たちが世界の思想的檜舞台に立ってほしい。私の予想、少年時代からのユメにマチガイはなかった。テアニイの様なスバラシイのが出ているから、早く君たちもおくれない様、自然科学の本態をトクト見とどける事。ヒック氏案じていた通り!!　残念千万、君は食の注意を与えなかったのか？　キット心臓系だろう？　ＰＵを握らせなかったコトが残念、同志は一人でも失ってはならない。

パリの医学会で大御所と言われる程の人でＰＵと正食を喜ばない人は一人もいない。思想界にも○○（やはり判読できず、筆者）二人いるがミナＯＫだ。私は淋しくなった！　モット大きな困難がないだろうか？　キリスト教の指導者たちに体当たりをしようと思っている。

何といっても健康だ、時間だ、君たちの食事はドンナていどか？

エマーソンはミナよんだか？　天心は？

ＭＩは全く絶望状態！　最古参のクレマン、実業で一生を生き耐えた小林（昌弘、戦後刑務所から出てきた桜沢をしばらく自宅に引き取った人物，筆者註）氏でもＭＩの経営はダメだ。

また、桜沢は旅先での忙しい中で、つねに月数十冊の本を読んでいるのですが、とくに今回は元日吉時代のＭＩ生、前述の小牧氏が出版した本について（少し日時は遡りますが）桜沢のコメントを紹介しておきましょう。同じくこの時期、天野慶之氏の著書『恐るべき食物』に触れた桜沢の強烈な長文の一文がある事も、お知らせしておきます。

ＧＯの「読書室」

『生命の尊重』小牧実秀　著

物を言いかければ消えてしまう淡雪の一片の様なヤサシサ▽をもった恥ずかしがりやの少年が、トオトオ十数年たってスゴイ△のノロシをあげた。ソレがこの本。ドイツから来たＥが「マアこれが小牧さんの本ですか」、ナツカシゲに手に取り上げホホズリせんばかり（キット彼女の夫Ａの独逸語の処女作『東と西のムスビ』の出版がおくれているコトを考えているのだろう）。

「日吉のＭＩでペール（桜沢のこと）に叱られて、ネ……あの時の光景が忘れられません。パパ（同じく桜沢のこと）は「ナーンダ、薬学士になった？　一体何をするんだ、この人生で……薬なんかいらない世界をつくるのが我々のアソビじゃないか？　自由人は薬ナンカに頼らないよ、君はモー今から失業だ」なんてヒドイことを仰って、可愛そうに小牧さんはまっ赤になって逃げだしたでしょう。

「ソーだったかナー？　……トコロガこの本はスゴイ反響を呼び起こしているとサ……時代が変わったのだナ……あの少年がこんな本を書くようになったって、マルデ夢のようだナ……ところで出版が評判になるなんて心配だナ……ホイットマンの『草の葉』でも、サミュエル・バトラーの『エレホン』だって、ダレ一人出版者がなかったのだ……トニカク君も読んでごらん。そしてＡにもよく読ませなさい。あの▽性の少年が大ヘンナ勉強家だというコトをよく拝見するのだネ。君たちに一番欠けている点だ……」

この本はよく出来ている。ヤサシサと情熱をもっている。科学者の科学信徒によくうけるだろう。ホントーを言えば何千万かの仏教徒や神道信者が虎の巻とし、猛烈な自己反省のムチとして尊重すべき本だ。インチキ食養生もＰＵ信徒も大いに教えられる本だ。

しかし、今でも十七歳の少年の様に（昔の私を見る様に）著者を見ている私から言うと、この本には▽がすぎている。借りモノの判断が多い。自分の判断、第七の判断力のヒラメキガない。第三判断力から第五判断力への過程だ。トクニＰ博士の高蛋白説の批判など、（まだインド人の食物を知らないからムリもないが）手ヌルイことオビタダシイ。信念は第三判断力（センチメンタリテ）に立っている間、本物ではない。

信念は第七に到達したとき千古不滅の光になる。

数百のＭＩの子の中、極▽性の子が第一に処女出版をしたコトは、▽△のサダメとは言え、今更ながらオモシロイ反省のキカイである。彼に比べると他の子供らはミナより△なんだ。

私の処女出版は『日本精神の生理学』だった。しかし自費出版だったから世に知られなかった。それにヤハリ借り物の判断バカリだった。（私やKは「借り物」でもイッカ「本物」になる可能性の証明である）十七歳の頃から私は文学と詩雑誌『砂丘』を出しはじめ、二十五歳の頃から出した『ヨミガエリ』は六年独力でつづけた。詩と版画とローマ字の雑誌だった、アレカラ四十年、私は自費出版ばかりやってきた。今パリで第六冊目のフランス語の本を出しかけている。（後略）（一九五六年四月二十一日、ＧＯＬ、１０８８信１・２・３より）

閑話休題③　清貧と言うコト（ＧＯ記）

アレから五十一年たった。

アノ時私は十四歳だった。一人の青年が一九〇六と大きく印刷した厚い「中央公論」をもっているのを見て、私は異様な感じにうたれ、初めて西洋と言うセカイを知ったのだった。貧しい私は五十銭もする中公なんか、ユメにも買う気はなかったし、借りるコトもムズカシかった。

アレからモー五十一年、一九五七年が数日後に迫っている。半世紀たったのだ。半世紀の間に私は何をしたか？

私は人一倍人生を楽しんで来たクヤミはサラニない。数人の恋人も持った。数十人、数百人の愛人を持った。愛人の数は数千、数万と無限に増えて行った。今では全人類を愛している。しかも私の愛はツネニ不完全なるモノの愛であった。ウソツキ、虚栄者、ナラズモノ、病人、エゴイスト、排他性のカタマリ、ミニクイ顔、キタナイ心、オロカナルモノ、悪鬼、ドレイ、最も貧しきモノ、虐げられたモノ、生ける屍、……私の愛人は無限にあったし、今も無限にある。だから私は歳を忘れ、アソビホーケている。しかも、私は名とカネと権力を身につけるコトを一切逃れてきた。

これは実にアリガタイことだった。私は虐げられ、無視され、十数日投獄され、銃殺の一歩手前まで行った。貧乏のドン底を数年通って来、しかも借金、借り倒しはせずに来た。借り逃げ、貸し倒し、詐欺、持ち逃げには再三あったけれど、事業は少しもいためられず、四十余年伸び続けてきた。今も昔も無一文は同様である。これはヒトエニ貧乏のセイだと思う。貧乏をしつづけてきたセイだと思う。つまり貧乏を一向気にしないでゼイ沢を却って恐れて来たセイだと思う。

モット正確に言うと、正食をつづけて来たセイだ。ドンナ貧しい人の中にでも、玄米と少量のヤサイだけで生きて来た私にくらべるとゼイタクな食生活をしている人がある。つまり、私は最低の食生活で健康を維持する方法を知っていたと言うコトになる。そのオカゲで、そしてソレだけで、私は今、古い友だちのタレよりも幸せな生活をしているのだ。

それに私は紙一枚、糸スベ一本も大切に生かして来た。一秒でも一分でも生かして来た。四十位まで私は三時を起床時刻にしてきた。その後は二時にしている。夜が明けるまでを勉強とカキモノに送って来た。ギリシャ語、スペイン語、ラテン語、フランス語、英語、ミナ夜明け前に独習したモノばかりだ。

パリに来てトオトオ十か月たってしまった。世界一物価高のパリだから、最低に見積もっても旅行者なら三、四百万円はかかったと思う。その間に私はドイツ、スイス、英国へ行ってきた。数日後にはまた、ドイツに出かける。ハンブルグのストットナー博士から、また会えるのがウレシクテたまらないと言って来ている。まるで日本内地を旅するのと同じ様な楽しさである。

西洋はモノをソマツニすることを経済と言う国だ。日本はソノ反対だ。だから日本ででも四十年楽々と生きてきた私には、モー楽しすぎて怖い様な気がする、ソレもこれもミナ対貧性をモッテいるオカゲだ。乞食バラをもっているからだ。

最近私はドミニカ派の人々の経営しているセルフ出版社で二人の神父に会った時、「聖芸術」と言う本をもらってきた。それは日本の聖芸術特集号で、清貧と言うコトを力説している本。「我々の最高の理想としている国民があると言うコトはおどろくべきコトだ。」とあるのを見て私はオカシクなって笑った。こちらのひとは聖貧のみを主だけにしている。そしてそれを清貧とゴッチャにしているのだ。

聖人、聖者で大金持ちがあってはたまらない。清貧と言うコトは聖者の生活の別名だ。パリに「貧しい聖人通り」と言う町名があるのを見て私はヒトリひそかに笑った。金持聖人なんかあるハズがないのに、こちらではワザワザ貧しい聖人様など言う。

聖者と言うのは自由人、無一物でいて万人に最も貴いモノを与え、バラマク人、スキナコトバカリして一生くらす無一文の人の名である。聖者とは正食をする人の事だった！

正食は聖者を生み出すモノであり、聖者のみの生命のモトだった。

日本の今の茶人が清貧など言っているモノはオヨソ何のエニシもないモノである。清貧は自由人の生活の外見である。ダレよりもカンソな生活をしていながらダレよりも高い判断力を毎日みがいている人のコトである。生活は蛮人の如く、思想は神の如く、と私は昔言った。文字通り私はアフリカで蛮人の生活をしてきた。

今私はフランス学会の最先端の潮流に守られている。昨夜はＡＦＲＡＮの毎水曜の夜の研究会だった。ピット博士夫妻、シャコン博士と共に夕食をしてから研究会が始まったのは九時を過ぎていた。ＡＦＲＡＮのバース博士まで参加され、十一時半まで私は話をした。十人余りのＡＦＲＡＮの最高幹部が、ミナ今パリ一流の医博だが、三、四十年前の学生時代に帰ってシキリに机にカジリついてノートをとっている光景はホホエマシイモノだった。所はピット博士の書斎、人々はミナ大きな車をのりまわしている人々、車をもたないのは私と私の助手ディディ夫人だけだ。これが清貧者のアソビだ。食事の前に柳谷氏を呼ぶコトについて意見を交わしたが、ズイ分大した熱のこもったものだった。

五十年前、五十銭の中公を一冊買うことがユメにもできなかった孤児が、今パリで最高級の学徒にかこまれて話をしている。ああ、あれから五十一年と言う月日が流れ去ったのか？……。

（一九五六年十二月二日、ＧＯＬ　１２６９信）

桜沢はこの「清貧と言うコト」の一文を書いた直後に、柳谷素霊氏宛、次のような手紙を送っています。

柳谷素霊先生　机下

十二月四日は貴信により行動を開始しクーベッセリヤン，デュロン、クラウエ、その他の大物級と懇談を重ねました。最大の困難は第一、全ての人々がお山の大将で排他性が強く、我々を独占しようとするコト、第二はソレでいて全てを引き受けると言う人がないコト（経済的理由）、第三は時が少しおそすぎるコト（これが私の最初の手紙で十月中に貴兄からＯＫ一本のハガキが来ていたら、一月から開講でき、万事好都合だったのです。こちらはモー六月から夏休みですから）。

しかし、全ての人は大喜びです。ただ前に金を出す人がいないのです。そこで私は今、一口五万円で前金を出す人を集める事にかかりきっています。ドーニカ一月中旬には切符をお送りできるでしょう。招待状も共に。（だから旅券を一週間でとって、スグ出発できる様用意をして頂きたい。）

ついては，貴下に次の如き御無理をお願いしなくてはなりません。

㈠今回小手調べ戦として、単身、六、七か月の予定でご出発を願う事。

㈡ご滞在中，月二十万（三十万）円差し上げる事。これは最低の限度です。

㈢往復切符はモチロン当方もち。

㈣二十人の医者に月々二十日間、五か月手ホドキしてやること（月五万円、五か月の授業料二十五万円）。

㈤パリ以外の都会五か所で各五日の講習、（二万円の受講費用）、各十人を限度とする（五か月五か所各十人＝合計百万円）。

㈥終了時に免状を貴下の名で与える事（百枚ほどご持参を乞う）。

㈦旅費と準備資金を前もって負担（一口五万円）する人々には電気探穴機一台、針灸ケース、経絡、銅人形等を贈る事（一月中にその人数を決定します。多分十人位（これは船便で後日発送の事）、（今から制作者に用意させる事、電流こちらは二五〇ボルト）。

㈧探穴機は少なくとも二、三台は製作者より提供させる事（ウマク当地で応用できれば即座に一〇〇代位売れます）。人形も一個は入用。

㈨講習は「東洋医学特別講座第一回」と銘を打ちます。講義は東洋哲学、その生物学的、生理学的、論理学的解説、針灸理論と実際）。

㈩パリの講義と実習に合わせて二百時間（五か月）、各地の小講習は五日間に三十時間。

なお、通訳は各党首の希望により私が引き受けます（したがって小生は出発を延期せざるをえません、7月まで。但し順調に軌道に乗れば、小生は二、三か月後に出発します。北、南米で講習会の準備をします）。

以上、大馬力をかけ、パリをかけ回って準備を急いでいます。来たる二十五日ハンブルグへ出発、一月十日帰巴里。二週間前、ある講演を済ませ、夜十二時過ぎの帰途、乱暴な車に衝突され、乗用車大破、私たち三人は一時間半（朝の六時まで）車の中で呻吟し、後タキシーで帰宅、今なお三人とも身体が自由でありません。コトニ愚妻は左手をやられ、用が出来ません。車は今なお修理中。パリは深夜の方が、事件が多くて惨事が大きいのでもうコリゴリです。

桜沢如一

（一九五六年十二月二十日、ＧＯＬ　１２７０信）

以上、この他にもドイツ、イギリスをはじめスイス、ベルギーなどヨーロッパ各地からの講演の要請があり、いかに桜沢の活動が広範囲に、また多岐に渡っていたかを理解するには、この「ＧＯＬ」（十二巻）をひも解くことによって私たちは知ることができます。

しかし、その全て四〇〇〇余通を読み込むことは不可能（文字が薄くて判読不可能な部分もあり）ですし、もう少し詳しく知りたい方は、『世界無銭武者旅行』―第一期五か年の報告―（一九五八年七月、日本ＣＩ発行）を読まれることをお勧め致します。

無双原理講究所　世界本部新館設立

そして最後にフランスでの極めつけのニュースは、桜沢の長年のユメであった無双原理講究所が、パリのトロデカロやシャンゼリゼから五〇〇ｍ、日本大使館から三〇〇ｍの、至って交通至便な所に、パリのマンジエス博士（理学、医学）の私財（約一億円）の提供によって設立されたことです。

無双原理講究所　世界本部新館設立　一九五八年二月二日
買収金額　六千五百万法（マンジエス博士提供）
場　　所　メリ聖人街五
坪　　数　二五〇〇平方メートル（約八〇〇坪）
建　　物　表の第一棟　七階建て　裏の第二棟　三階建て。
中庭に車一〇台程駐車可。その左右に四階、地下二階建て　一階は二百人位入れる。講堂、二階はミソ、醤油、その他正食品製造にする計画。さらに移転、改造費用を計上すると五千万円の追加費用が見込まれる。

しかしこの会館は一、二年中にはセマクなるだろう。現にこの新会館を譲ってくれた億万長者は特別会員になり、今後一切全力を挙げて後援すると言う。

アメリカのミチオの通信では、ニューヨーク癌研究所が患者に教えられて、ＰＵ医学に関心を持ち出したという。このニュースで当地の人々は「ＧＯをアメリカに取られるナ」運動を起

> こしている。スイスのジュネーブの医師数人が、協同してＰＵ病院を一つ提供すると言ってきた。ドイツにもベルギーにもノロシを上げられた。
> 　私たちはミチオのオカゲで、モー渡米のビザはもらっている。しかし、コンナ調子ではイツになるやら。心細いやら心強いやら……。イヨイヨ世界の檜舞台の幕が上がりかけた。（マダ沢山ビックリニュースがあるのだが、ヒマがない）
> 　ここで一番残念なコトは、ＭＩ生が最低十人位いないコトだ！　五十人いても仕事は余るのに!!　ナゼ君たちはジャンプしない!!?　（ＧＯＬ　一九五八年二月　１８９４信より）

最後に桜沢不在の日本のＭＩ（世界政府・真生活協会）について、若干触れておきましょう。桜沢がインドへ旅立ってからの半年間は糸賀一雄氏が理事長をやり、その後クレマン河内が要請され、九州の別府から家（医者の三代目）をたたんで上京、ＭＩのかじ取りを任されます。さらに戦後刑務所から出て来たばかりの桜沢を、助けたことのある小林昌弘氏が総務部長として入所、ＭＩの運営に当たります。しかし、単なる事業運営とは異なって数年の間にＭＩはあえなく経済的に行き詰まり、桜沢からの再三にわたる運営上の忠告もむなしく、ついに「ＭＩ解散」の運命を辿ってしまいます。

その時登場した人物が、旧ＭＩ生のカーン西塚氏でした。しかし、これまた逼迫した財政状態の中で、再建にあたるＭＩ生たちへの月の手当ての支給もままならず、一時「ＷＧ新聞」も「コンパ」、「サーナ」

も発行停止の危機的状況に陥ってしまいます。

そしてついにパリの桜沢から、とりあえず五〇万円（始め二〇万とも）の支援を受け、新たに東京港区麻布霞町八から「日本ＣＩ」（約半年前の一九五七年十一月の「ＭＩ通信」No.一号～四号までは横浜港北区南綱島八八〇、の仮拠点から発行）と言う名称に変えて再出発（一九五八年五月No.五号より）をして行きます。この辺の事情については「ＭＩ通信」No.一号等に詳しく載っています。

では桜沢からの別便（少し遡りますが）、理事、三人への期待の言葉を披露してこの章を締め括ります。

丸山、糸賀、天野諸兄へ

一月二九日貴簡入手、三人の集いを想像してミナ大いによろこぶ。正月、劈頭の通信だからウレシイ。当方イヨイヨ大発展、本格的基礎工事は完成、二月二日六千五百万円の新会館購入，二月中移転、改造費一億円の予算。

ユネスコ本部の新築も近く完成するが、コチラは個人の力でやったのだからウレシイ。オソラクそのユネスコをこちらの支部にする日も来るだろう。（一八九四信、参照）

理事諸兄の協力を心から感謝する。お礼は新会館無期無料滞在券で差し上げたい。今は何百人への招待状でもできる。

クレマンの頭の改造はムズカシイ。私も失敗した。諸君の手には負えぬ。しかし、諸兄の努力に対しては、無条件で一切を一任する。万事すべからくこの世界本部誕生と呼応して、テキパキ運ばれたし。　如一（一九五八年二月四日　ＧＯＬ　１８９５信より）

「追記」

前記の所でフランスのパリのど真ん中に「無双原理講究所　世界本部新館設立」とありますが、後日一九五八年（＝昭和三十三年）七月、日本ＣＩ（東京港区麻布霞町）から発行された『世界無銭武者旅行』本（４４７頁）には、

無双原理講究所　世界本部世界政府協会パリ支部（本部東京）

サントル・グーラミユス

パリ第一六区ヴイラ・エラン町一四Ｂ

最高顧問　桜沢　如一

書　記　Ｅ・マンジエス博士

秘　書　川口　トシ

と、訂正、追記されています。

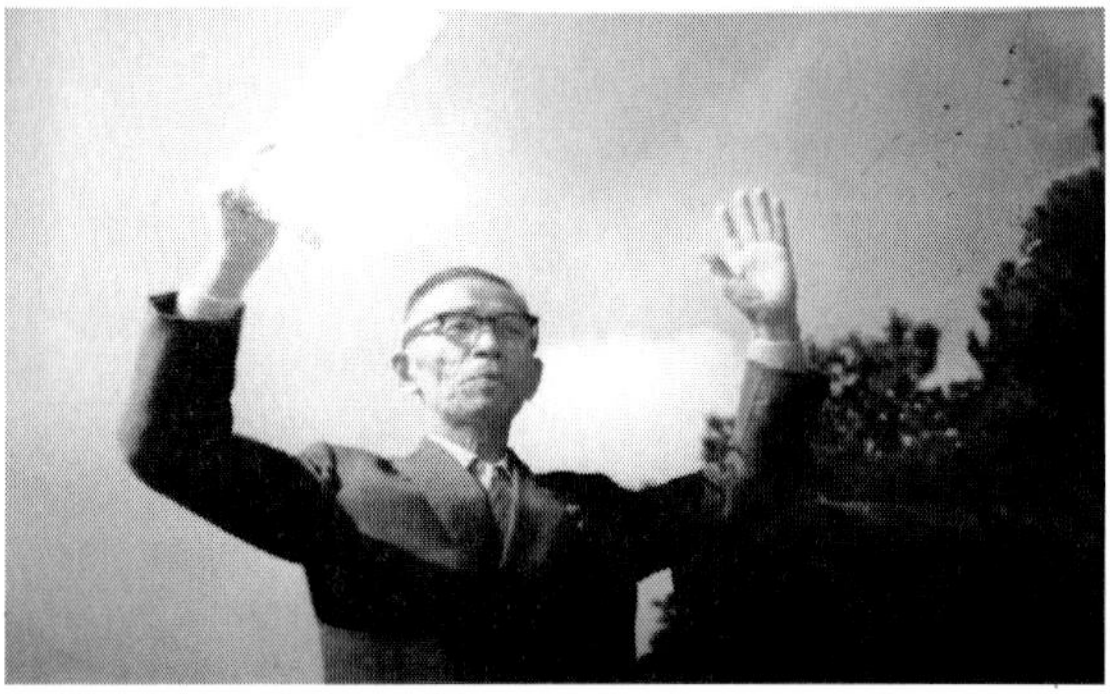

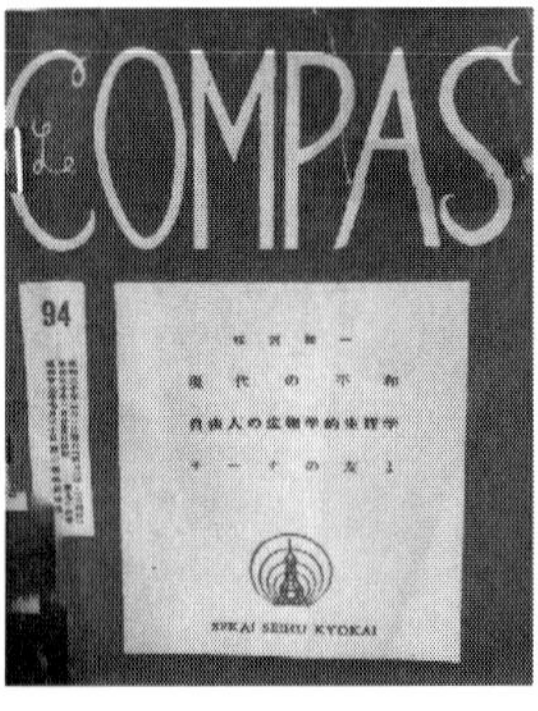

1946年創刊（12年間発行）

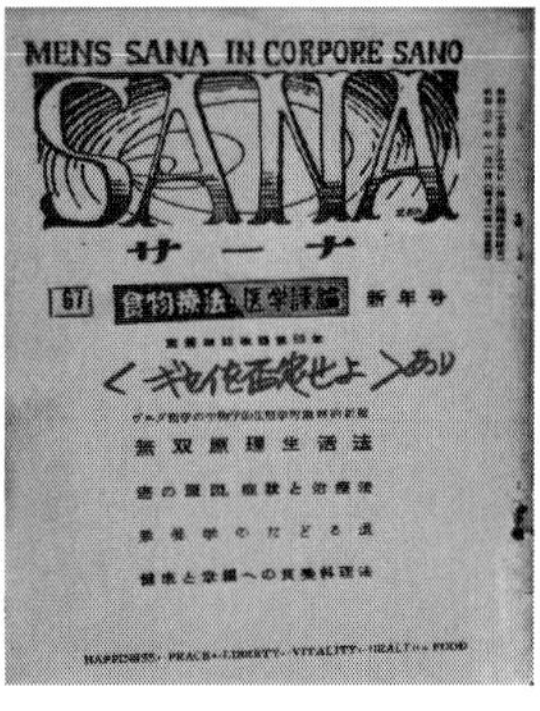

1947年創刊（11年間発行）

第四章　桜沢不在の日本のPU戦線

―その惨状と復活、　海外通信

桜沢（夫妻）が二十年振りに訪ねた懐かしのフランス、パリには
かつて彼が紹介した東洋医学や正食、華道や、柔道など、
日本文化の花びらが、驚くべき勢いで咲き誇っていました。
一方、日本を振り返って見ると、
ＰＵの拠点（世界政府・真生活協会）は、
五年の間に見るも無残な混乱、低迷状態に陥っていたのでした。
その惨状を見かねて急遽、桜沢は帰国、三か月の間に
東京、大阪をはじめ日本各地で連日、講演、講習会を開き、
新旧会員の奮起を促します。
そして、やがて心ある人達によって
東京に「日本ＣＩ」、大阪に「新食養会」が発足します。

これまで六十歳を機に世界の桧舞台へ躍り出た桜沢夫妻の五か年にわたる厳しくも見事なＰＵ（＝陰陽・無双原理）実践活動の大まかな足跡を紹介して来ましたが、翻って当時の日本のＰＵ活動の状況について触れておきましょう。

第三章の終りのところで日本のＰＵ戦線が混乱に陥っている点について若干触れましたが、これも長いＰＵ運動の厳しい歴史の一頁として知っておく必要があろうかと思います。

まず、パリの桜沢から、当時こんな手紙が送られて来ています。

全会員と理事諸兄に　　如一

今日はパリの休日、手紙も来ない。新聞も休刊。それでも私たちは六人で、ソレゾレはたらいている。今朝は二時から数十通の返事をかき、橋本女史（ハリの大家）への招待状も用意できた。明朝発送できる。

こうして千億長者の様な生活をしているのはユメ心地であるが、ソレよりも私の一生の願いが叶って、イヨイヨ革命の本国で、新しい人間革命が火ブタを切ったヨロコビの方が大きく、モー私は世界一の幸せ者。千億長者でも、私ほど幸せなモノは一人もいないと思う。

一生ブチ込んだ仕事、四十余年苦労した仕事が世界の桧舞台で認められ西洋で人々から日に日に信頼を受け、協力者がふえてくるのは、何と言ってもアリエガタイ仕合せである。こちらの人々の方が、日本人の人々より深く私を理解してくれるのがフシギである。私は日本で、これほど有力者、大家、大物、千億長者の絶対の信頼を博した事がない。ソレもフシギである。

昨十日、日曜は『ＰＵの友の日』で、五十人余りの人が来た。会費は日曜の集まりに限りとらないのだが、ソレでもオサイセンが一万円位入っていた。外に特別に千円、五千円くれた人が四、五人ある。リマに外套と洋服をこしらえよう、と言う八十一歳のおバアさんもあった。私は新らしくＧＯ食堂を始めるエクスジアン君に五十万円、モロッコへ先発したダヴイド君に三万円、出して上げた。先日はジュネーヴで、トシ子のインドからの旅費十三万円を返却して来た。橋本女史のためには、全力をあげて努力する。数千の会員が協力する。だからコレは優に一千万円位の資本に相当する。（二行程、省略）

今、（パリ）本部として買い入れの交渉を始めた家は、市の中央の六階、千五百坪位の建物で、オヨソ、一億余かかるだろう。これはホテル、病院、出版部、食品部、クラブ、講演会場、教室、売店、マッサージ部、物療部〈ハリ〉等、有金を全部出してくれる人、労力奉仕を買って出る人等、毎日々々忙しい事である。これがシカモ巴里の会員のゴク一部の人だけに全欧州の友の協力を得たらモットすごいコトになると思う。私としては、一億もする建物ナンカほしくない。しかし、ミナはモット大規模のモノを考えている。

ハンブルグでも、チューリヒ、ローザンヌ、ジュネーブ等でも、本の売り上げが一夜で十万円を突破した。マルデこれはウソの様な話である。タトエ私が如何程の大家でもこれはチト大きすぎる。しかも、哲学の本が売れるのだからアキレル。小説や通俗モノではないのだから。『東洋哲学』も第四版を出す。今度三十年前の『無双原理』さえ第五版を出すことになった。『食物療法』はもう二十版になる。これは一冊で二〇〇〇法余の利益があるので、モー六十万円位の利益があった。『食療診療』医典は菊版大64頁で、一部千五百円だが、コレもモー五〇〇位売れた（七十五万円）、月刊『イグノラムス通信』（年一五〇〇円）も追々会員がふえてくる。『ジャックとミチ』だけが売れ行き不振だが、ソレでも七月十五日出版だから三か月で千部近く出たのは、ＭＩの刊行物にくらべると段チガイ。

かくの如く、私はモー全く天国の生活をしている。月々二、三十万円の旅費をつかって、半月、白（ベルギー）、独、スイスを廻るのが一向苦にならない。この調子では来年中に私も千万長者になれる。実力は今でも千億長者に劣らない。

ところが▽あり△ありで、東京のＭＩ（＝世界政府・真生活協会）はこの四年間で私と反対に赤字六百万円と言う情けない状態に落ちている。

これはクレマン（理事長）の力が足りない（実は人生観が全く私の反対で、借金フミタオシの名人だからである。クレマンは十七年ぶりに復帰して、全責任を託されたのに一向通信をせず、二年目に（昨年の一月）「全く申し訳ありません、今後断然通信します」と声明をしてから、又二年間全く通信せず、返事さえせず、ツイニ私の愛児三人（Ｃ・Ｓ・Ｗ）を殺し、会員と私とのツナガリを断絶した。

これも人生観のセイであるからには仕方もないと私はアキラメテ来たが、最近数年来もちつづけた経営方針を強化（ＭＩ生に手当を出さず、勉強させず、頻繁にＭＩ生を何か難癖をつけ追放して来た事）、正に常識をもって判断できぬ状態になった。一方、理事諸君からも通信がない。ただカーンらＭＩ生の通信によって僅かにＭＩ不振の悲報を聞くばかり。

その悲しい通信の細々した声の根を断つため、クレマンはカーンらを即日追放に処したと言う。クレマンは全くその正体を発揮した。これでは私はモーＭＩ生らと全会員とから完全に絶縁されたコトになる。これでは私の意志に反する。しかし、私にはクレマンの狂気じみたフルマイを訂正するスベもない。（これまで桜沢はクレマンに対して数度にわたる励ましの言葉と共に諫言の手紙を出している。筆者注）私は、カレはカレの道を進んだ方がよいと思う。その成功を祈りたい。その反省を、自己ヒハンを、ＰＵ人の極意を解する日を待とう。

ソレまで、不便と困難をしのんで、カーンらＭＩ生にＷＧの定刊を託し、それによって私と全国の魂の友との連絡をつづけたい。西欧に数千人数万人生まれたＰＵの同志ＭＩの子らと諸君の親交を固め、実用的なモノとしたい。諸兄の長年の協力を感謝するため、一刻も早くＧＯＬ（通信）をＷＧに載せて全会員に分けてほしい。

当座の費用として二十万円（後日二十五万から五十万円、送金された。筆者注）カーンに送ろう。それによって新しく当講究所の日本支部として会員の協力の下に、私と諸君の連絡をつづけたいと思う。但し、クレマンがこの分離を好まないならば、カーンを再び迎え入れ、このＣＩの日本支部を協会内においてもよろしい。但し、ＷＧの発行と、私の出版物一切の頒布と、全会員との連絡だけはカーンらに一任されなくてはならない。

諸君からのよきタヨリを鶴首する。　一九五七年十一月十一日

この一文は一九五七年十一月二十六日発行の『ＭＩ通信』第1号の巻頭に掲載されたものです。筆者（斎藤）がＭＩを去って二年後のＭＩの内部が、ここまで混乱しているとは思いもよりませんでした。そう言えばカーン氏から私に一度連絡があったのを覚えています。当時私自身自分の生き方がなかなか定まらず迷走していた時期で、到底相談相手になれる状態ではありませんでした。なお私がＭＩを去ってから一年もしない内に、十人位の同期の人が次々と去っていったのを昨日のことの様に思い出します。

理事各位（日本ＣＩ誕生す!!　Ｆｕｌｇｅｎｃｅ、Ｋａｈｎ）

それでは次に、桜沢の前文に続いて理事の人たちへと言う、ＭＩ生代表、Ｋａｈｎ（西塚）とＦｕｌｇｅｎｃｅ（金子）二人の切ない思いを綴った文と、同時に全国の会員に呼び掛けた宣言文（短文）、

を読んでもらいましょう。

理事各位

本日、一九五七年十一月二十三日、「日本ＣＩ」（新ＭＩ）を設立しました。事ここに至るまでの経過を、ＧＯＬ並びに別冊「新ＭＩ設立のオシラセ」によって、ご報告致します。早急に理事会を開かれ、

①ＧＯの私物出版物の一切、会員名簿の引き渡しを了承し、

②負債の明細を調査、整理、確認し、その対策を決め、

③理事会としての回答、並びに、各位の真意を、速やかに会長に通信されるコトを望みます。（ＧＯ宛名封筒を同封します）

今回の新ＭＩ設立に対し、ご不審の点があれば、なるべく文書をもってなさるコトをお願いいたします。私もＭＩ生も、その説明のために如何なる努力をも惜しむモノではありません。

一九五七年十一月二十三日　Ｆｕｌｇｅｎｃｅ　Ｋａｈｎ

これ以上グズグズしてはいられない

一九五七年十一月二十三日

無双原理講究所（日本ＣＩ）誕生す!!

全国の同志よ！　魂の友よ！

この空前にして絶後の人間革命ＰＵ戦線に進んで参加されよ！内外のニュースは、ゼッタイ確実なる定期便『ＭＩ通信』によって正確に、迅速にお伝えするコトを誓います。

一九五七年十一月二十三日　Ｆｕｌｇｅｎｃｅ　Ｋａｈｎ

以上、紹介の記事は一時仮住所の「横浜市港北区南綱島八八〇」から創刊された『ＭＩ通信』No.１号（一九五七年十一月二十六日発行）によるものです。

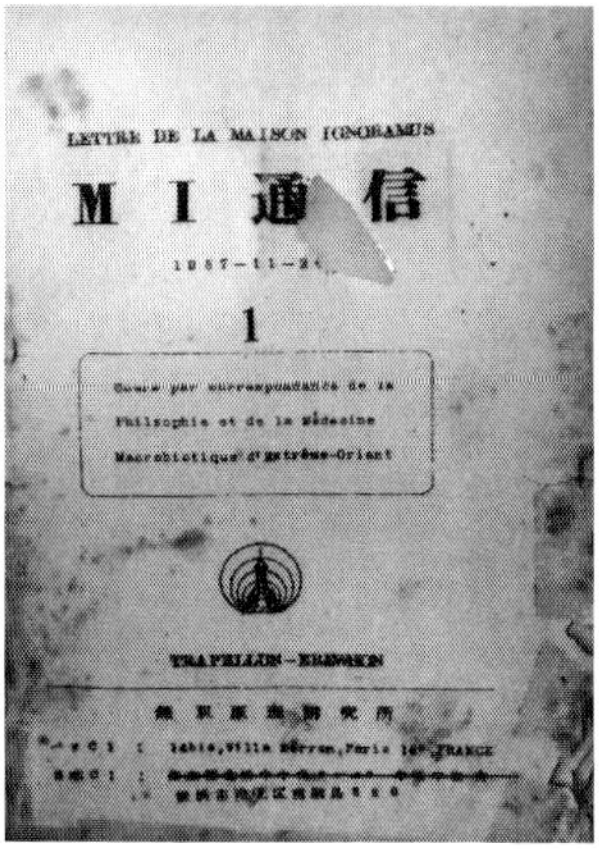

MI 通信 No.1 号

ここまでに至たる経緯については、２２頁にわたって『新ＭＩ設立のオシラセ』の別冊子の中に詳しく報告されています。ただ個人の名誉にかかわる描写もあり、紹介するには忍びない点もあるのですが、しかし、いささか上記の情報だけでは具体性に欠けるため、あえて次の１頁だけでも公開しましょう。

クレマン追放（一九五七年九月十二日　巴里　ＧＯＬ

1611信)

Cher Clement 今帰ったばかりでトテモせわしい山なす仕事を一時さしおいて君に書く、この手紙はモー最後である。涙をのんで書く。君はこの手紙を私に書かせるべきではなかった。しかしモーおそい。私は待った、何年まったか、十七年まって、又三年まった、モウー早すぎはしまい。最後の断を下す。

①今度始めて私から、君を追放する。こんな追放は一度もした事がない。理由―は君が十二分に知っている。第一君には排他性が強すぎる。一分一里の排他性があっても、全宇宙を抱擁するPU人には許されないのだが、君には99%999の排他性がある。

従って財政的手腕も、経営の技も、組織の才能もゼロであるバカリか、反対に破カイ性、不統一性、非連絡性をもっている。その証コに、MIが創造的進化を示していない。

この点は再三注意した事、何分にも君の体質が治されない限り不可能である。キオ子や子ドモたちさえ、モー君のリッパナ、マイクになっている。

君に組織の才、統一の力量、清濁併せノム気概がない。全世界の貧乏と病苦を根治する大悟がない。モウー止めよう。私は又しても君に反セイを求めかけている。所詮君は苦労や敵を作っていかねばならないカルマのドレイである。直ちにMIを分離せよ。MIはモー診療所や医者を要せぬ時代に入った。マンジェス博士、パロデイ博士、ミナ医学を捨てた。まして況や医者稼業等をや。

ＭＩは然るべき家を求めて出る方がよかろう。小屋か、廃寺の方がＭＩにはふさわしい。或は一、二室を専用させ、家賃をとってもよかろう。

ツイニ、世界の中心に桧舞台ができたトタンに、君は脱落した。今日までの協力を大いに高く買っておく、代（損失）は君の希望通りに払おう、イクラでも要求したまえ。

Ｇｏ　ｙｏｕｒ　ｏｗｎ　ｗａｙ！

ＭＩとクレマン分離清算報告、急送せよ。

この後ＭＩ生とクレマン、阿部理事、その他数名の理事との間で何度も何度も、ＭＩ分離か、共生かの問題が討議されたのですが、意見合わず結局「旧ＭＩは一九五七年十月十八日ＧＯ第六十五回誕生日の朝、クレマン理事長が廃止を宣言」、やがて新ＭＩ設立の運びとなっていくわけです。

その間の事情については『ＭＩ通信』№５号（一九五八年五月発行）に、ＧＯの手紙と共に三月二九日の「理事会議事録」、三月三十一日付けの「債権債務処理引受承諾証」などの項に、詳しく報告されています。

なおそこには、高橋清剛理事の次のような意外な一文も掲載されていました。

真生活協会の解散と日本ＣＩの建設

高橋清剛

私が真生活協会の理事長に推薦されたのは一月二十七日であったが前理事長河内省一（クレマン）氏から経理の公開もされず、事務の引継ぎもなく開店休業のまま、組織形態は支離滅裂であり、借金だらけの真生活協会と言う名の「個人企業体」を、団体本然の姿にもどして再建させるために駆けずり回った約二か月間も徒労に終わり、真生活協会は三月三十一日をもって解散いたしました。

思えば一九五四年十月に、桜沢先生が渡航して以来、協会の維持と発展のために、陰に陽にご協力下さいました会員諸賢に誠に申し訳なく、深くお詫び申し上げます。又、桜沢先生に対しましては渡印歓送会の席上で「協会は必ず守りますから安心していってください」と申し上げた餞別の言葉が反故になり、全くお詫びの言葉がありません。

桜沢先生の書籍及び私物類は会長の申し伝えにより、カーン西塚が引き取り、港区麻布霞町八の「日本ＣＩ」の一室に完全に保管されました。（この建物は社団法人国際人クラブの管理しているもので、内部の設備もよく外見も立派なもので、都電霞町の停留所より徒歩３分です）。

また、次号『ＭＩ通信』No.６号には、糸賀一雄氏から寄せられたこんな手紙が掲載されています。

日本ＣＩへ

滋賀県（近江学園々長及び元真生活協会理事長）糸賀一雄

日本ＣＩから元真生活協会理事に対して公開の意見を求めて来られました。それに対して理事であった一員として私もお答えしたいと存じます。

本年三月三十一日をもって協会が解散したと言うシラセを当地でうけとりました。それが理事会の決定である以上、私もその決定に参加したのと同様です。全くＧＯと全会員各位に対しておわびの申し様もないことであります。

私自身にとっても残念至極であります。新しいＣＩの独立がＰＵの発展のために、その拠点となる、またなったことをせめてものヨロコビと致します。旧理事会と言う、今ではまるでコッケイナ、道化た役割を果たして来たにすぎないものに身をおいて責任を連帯した私は、自らをたたきのめして、徹底的に自己反省をして出直しさせていただく外はありません。完全なる敗北であります。

クレマン一人が悪いのではありません。同じ傾向が私自身の中にもウゴメイテいるのです。理事であった立場を反省して、ＧＯと全国会員各位に深くおわび申し上げます。そしてそのオワビは、理事だとか何だとか言う思い上がった一切をすてて、本当はそうであったハズの初心者の心に立ち返り、イロハのイから素っ裸で出直しすることによっておわびに実あらわしめたいとおもいます。それは私の決心です。▽あれば△です。△あれば▽です。この五年間のミジメナザマはザマとして、新しい発足を期します。

こうして日本の悲惨なＰＵ戦線は、やがて一時の避難場所だった横浜の南綱島から半年後、心ある理事の人々、ＭＩ生たちの必死の努力によって設備も整い交通至便な東京港区麻布霞町八へと、その活動拠点を移します。

桜沢夫妻、急遽帰国す！

そして、いよいよ桜沢夫妻の五年振りの帰国（七月八日）、羽田空港での二人を迎えてＰＵ人の沸き立つ歓迎ぶりや、七月十二日午後七時からの神田神保町の「出雲そば」本店での「ＧＯ夫妻歓迎会」が、これまた多数の新旧会員の参集の下、盛大に執り行われた様子が、『ＭＩ通信』№７号（一九五八年八月十日発行）に報告されています。

なお同じく『ＭＩ通信』№８号には一か月余りの日本滞在のＧＯの印象記が、数頁にわたって掲載されています。長いのではじめの部分だけ紹介しましょう。

日本を忘れた日本人よ、サヨーナラ!!

数少なき同志よ、新しきノアの箱舟にのり込め　ＧＯ記

私は見た、日本人を、六週間。羽田に降りた夜、私が受けた第一印象は正しかった。ソレは日ごとにたしかめられ、私はツイに五年前より悲壮な気分で日本を去ろうとしている。五年前、私の無限の、最後の大冒険旅行の前途は大きな黒雲の中に消えていた。ソレは全くリビングストーンやシュバイツァーが『暗黒アフリカ』に、ローレンスがアラビアに向かった時と同じ気持ちだった。

前途は未知と難渋の暗闇で、全く見通しのつかないものだった。逃げて再び舞いもどる気は毛頭なかったが、それでもウシロには楽しいナツカシイ思い出の故郷日本があった。

今は全くちがう。私の行手は桃色の新生のアケボノの大空と，花さき鳥うたい，蝶まい、い

ろいろな動物があそぶ野があり、何万、何十万の美しい、美しい，心やさしき人々が指おりかぞえて私たちの帰りをまっている。ソレにひきかえ、ウシロは貧しさと、犯罪と、無知と不公平と、不正と暴力と、無気力と病気と、クルシミが絶望の狂乱怒涛にのまれている。

私は止まるべきか？　何回も自問し、自答してみた。答えはイツモ同じだった。私は四十年近く、日本で同じコトを話し続けて来た。ソレはこの国で数千年数万年前に発見され、ソレから伝えられて来たミナの思っているコトで、ダレも求めないモノだった。しかもソレはヨーロッパでは未知なるモノであり、万人が勇敢に求めぬき、求めあぐんでいるモノだ。無限の自由と世界の平和の原理だ。ソレは与えるコトも、ゆずるコトも出来ないモノだ。ただソレを身につける方法を示すコトが出来るだけだ。ただ勇猛心あるモノだけがソレを身につけるコトを許されるのだ。知性や感性ではない。だから私は止まってはならない。

とは言え、私は安易な道を求めるモノではない。私はモトモト無限の困難と危険を探し求めるモノである。西洋にソレラがないではない。表大なればウラも又大である。むしろ日本におけるよりもソレラはハルカニ大きいモノである。だから私はその中へとび込まなくてはならない。

私は最大の困難と危険を求めるコトだけが人生の意義だと思っているモノだ。

だから私は出発する。私はゆく。心ゆくかぎり、力のかぎり抱きしめたい愛人や愛児をのこして去る。私の愛は、私の愛する者に、無限の自由を身に着ける唯一の方法が無限の不自由で身を鍛えるコトだ、と言うコトを身をもって実例を示すより外に表現出来ない。『フイリップ物語』で書いたように。（後略）

全国各地での「ＧＯ講演会大盛況」

とは言いながら、ＧＯが日本各地で行った情熱溢れる講演、集いの様子を、同じく『ＭＩ通信』№８号から拾ってみましょう。

「ＧＯ講演会大盛況」

七月八日、訪日されたＧＯ夫妻は東京で十二日の歓迎会を終え、八日、飛行機で大阪へ飛び、大阪、徳島、山口、福岡、広島、和歌山での十日間の多忙な講演旅行をされた。各地では五年ぶりの再会を待つ人、期待に胸躍らせている新しい若い人たちの集まりで大盛況。

地方に先手を打たれた東京では八月二、三の両日、光雲閣の大広間でゼミナールを開催。「日本はダメだ」というＧＯの言葉をクツガエそうと真剣そのものの古い会員は、あっさり「食養さえやっていませんね」と言われて、ガッカリする。飛び入りの新人牧幸男氏、岩崎春子女史らの話は一同の拍手を浴びた。

「楽しかった健康学園」

八月五日から一週間、甲府盆地、塩山の文珠院。忙しいＧＯに、ムリなお願いをして三日間、講義を開く。参加者三十名が六十五名になり、小さい文珠院の講堂はギッシリ。九州から五人も見えた。ＧＯを送った後では、国宝の恵林寺を訪ねたり、恩若峰に登ったり、草摘みしたり、楽しい、ユカイな日を終わった。

「山梨でも講演会」

ＧＯ夫妻を迎えて、塩山市教育委員会が八月七日、新装なった塩山中学校体育館で講演会を開いた。

「真実な友の集い」

関西の熱心な同志の声に応えて、ＧＯは再度大阪へ行き、八月九日から四日間、すばらしいゼミナールを昔懐かしい泉福寺で開いた。参加者百名を突破。

「東京第二回ゼミナール」

八月二十四日、大変な悪天候をついて集まった人々の顔は喜びでいっぱい。ＧＯの講義は十一時に始まり二時に終わったが、話が終わっても帰ろうとする人は誰もいない。大津から駆けつけてこられた糸賀先生、名古屋社会福祉事業団長石黒幸市先生、ハリの権威橋本雅先生、自由人の家の大森英桜氏、元菊正の主人平井清吉氏等の△性な自己紹介及び体験談で会場はわく。そこに加えてＧＯの紹介により、平井氏が「健康と幸福の村」、一名「死なない村」作りを提案、会場は爆笑と驚きの渦。こうして夕方五時になっても会は終わらないまま、六時に終了を宣言。しかし、十数人はＧＯのまわりを離れず、ついに夜十時迄も会は続いた。

さらに八月二十八日には、「ＧＯ初の試み」として「フランス風無双普茶料理試食会」を光雲閣にて開催、四十名の予約が当日になると続々と飛び入りがあり、七十五名を突破の超満員。そのためＧＯ夫妻はモチロン、ＣＩ生、中山家（光雲閣）、その他のお手伝い五人以上は、ミナ断食となってしまった。料理は大好評で、八十一歳の下中先生（平凡社社長）は十数種のお料理をキレイに平らげになられた。

食事が終わって主な人たちの所感発表（下中社長はじめ、詩人の大木敦夫、大津八十翁、玉川洞雲寺上人、岩崎春子院長、沖正弘、小林昌弘、阿部都代女史等々）があり、それからＧＯの講演、最後にハリの橋本雅先生撮影の独、仏、スイス、ベルギー等のカラーフィルム・スライド百数十枚の映写が、同先生自らの説明と、その美しさで全参加者をうならせた。

その間普茶料理を日本テレビが撮影し、翌二十九日十二時四十分より放送。テレビの取材班は有名人の多いのに驚いていた。

前記の人たちの他に、阪大丸山教授、金子領事夫人、上杉夫人、奥村画伯、天野博士、中国建設局長深谷夫妻、大阪岡田周三夫人等の人たちが出席されていた、等々の様子が報告されています。

参考までに当日の主なメニューの紹介をしておくと、

①オードヴィル
（人造肉、油焼き、キンピラ、ネギみそ、そば磯まき、テッカ、シソの実塩漬け、タクアン）
②主食（玄米）
③スープ（ポタージュ・ド・ポチロン）
④ペニエドー、レギュム
⑤レギュム、オ・ソースペシャメル
⑥カリントー、コンブ、油揚げ
⑦カフェーセレヤール

計十四品。

また帰国以来、主として東京を含めた西日本各地での熱い要望に応えて、GOはフランスへの出発を延期、九月七日にも再度、光雲閣（省線恵比寿駅より都電にて次の停留所、下通五下車、右坂上三軒目。渋谷区長谷戸町五十三番地。元徳大寺公邸）において、無双原理と実生活化の技術を十時間【朝七時から午後五時まで】にまとめた無双原理（東洋医学）特別講習会をハリの大家、橋本女史と共に行っています。

なお『ＭＩ通信』には、桜沢のＰＵに関する有益な、またおもしろい読み物が他に沢山あるのですが、その紹介は別の機会にゆずるとして、とりあえずこの辺で桜沢の日本訪問のムスビの言葉を紹介しましょう。

サヨーナラ　―最後の最後のコトバ　　如一

五年振りで諸君に会えてうれしかった。

新しい人は古い人の十倍も二十倍もあった。しかし三十数年来の人も相当あった。コワイからと言って顔を見せない人（マダ健康と判断力で進歩を見せない）、忙しいと言って、来ない人、金がないから出て来れない人、毎日来てもいいのに、また来れるのに一、二度しか来ない人もタクサンあった。始めて一生懸命で正食行をはじめたと言う勇ましい少女や青年も案外多かった。

トマレ私は再び日本を去る。トオトオ予定より一か月以上長居した。毎日欧州から、インドから矢の催促である。これから十日間不眠不休で支度をしなければならない。そこでコノ書置きをする。

まず、第一に日本ＣＩのこと。

パリのCI世界本部に呼応する日本CIはCの▽性で始められたが、八十万円の赤字で、責任者Cは人間のカスのピンの特長ウソツキと言う烙印を自分で自分のヒタイに押して八月に退場した。そのアトで「掃除にやってある」と言っていたタイプライター二台が一万四千円で質屋に入っているコトが分かって、ミナおどろいた。この種のウソが次々にタクサン現れた。その上九月のある朝、コッソリ人のいないCIに忍び込み振替口座から有金全部を盗み出した。彼は他人のモノと自分のモノを区別できぬ男で、Aの借金はBから金を借りて返し、Bの借金はCから借りた金で返す……と言う男であった。（中略）

　こんな青年を私は四十五年間に千数百人セワしてきた。そしてヒドイ目に合わされた。私は失敗した。二、三の青年を除き、全部、排他性も、ゴーマンも、不正確さ、不確定性、何一つ改められていない。結局判断力の不断の向上がない、というコトだ。タシカニ判断力は、一段位は向上する。しかし最高判断力へ血ミドロになって登りつづける（ムサシの「あくまで勝つ」の精神）と言うモノはない。私はツマリ長い間、四十五年、ムダナ努力をして来た。ドン・キホーテだ。如一よ！　お前はドン・キホーテだった！　ドン・キホーテならドン・ジュアンよりバカじゃないか？

　それはトモカク、これが正しい結論であるとすれば、私は一生かけて、恐ろしいコトを発見したモノだと思う。六十五歳の末になって私は一生で最大の恐怖と戦慄と絶望にめぐり合った。

つまり人間は最高判断力に登りつくことができない。最高判断力を神化する（二元論）。ソレは動物より悪い。とすれば私の一生の収穫はネガティブだ。結論においてマイナスだ。これはタマラナイ!!

ホントーに私の一生はマイナスだったのか？　この世を天国にするコト（否この天国を天国だと思わぬ人々を征服するコト）は失敗に終わったか？　ソレは許されないコトだったのか？ソンナことは無用なのか？　マチガイなのか？

だから全ての病気ナオシ渡世が、病気を治してやらず、金をまきあげる殺人犯である、ということはホントーにすばらしいコトだ。渡世医者の方が私より正しいのだ。

しかしコレが分かった以上、私は正に自決すべきである。（モシ私の出発点が「世の為、人の為」だったら、直ちに私は蓑田胸喜君の如く自殺すべきである。しかし私の出発点は世の中で一番ムツカシイコト、最大の冒険をやる、と言うコトであったから自殺はまぬがれる。モシ私がシャカやキリストや孔子の心境をネライとしていたのなら、私は無為のニルヴアナに入るべきである。しかし私は最大のアソビをネライにしていたのだから無為の世界に逃避する様なマネをしなくていい。

こうなると、私はイヨイヨ私独特の前人未踏の道を、グングン大手をふって進んでいいワケだ。

これが五百万円もかけて三か月も日本であそぶと言う、バカな話の結論である。三十年も前に何億も使って、パリで遊び暮らした薩摩治郎八君の生き方をこれからマネするか。ソレもつまらない事だ。トニカクこの世はオモシロイ。こんな心境を私はただ一句の「サヨーナラ！」にこめて君に送る。（『ＭＩ通信』№10〜11号より）

こんなコトバを残して桜沢は三か月程の慌ただしい日本訪問（ＰＵ戦線再構築）の旅を終え、再び世界の桧舞台（インド、ベトナム、ヨーロッパ再訪、そしてアメリカ、南米）へ進出の展望を胸に抱いて出発されました。

さて、こうして桜沢からの大きな刺激を受けて、早速日本各地に盛り上がって行ったＰＵ運動の代表的な事例を次に紹介しましょう。

「健康と幸福の村」　桜沢先生五年振り訪日記念事業

村　長　平井　清吉

村役場　光雲閣　渋谷区長谷戸町五三番地

さだめ　①無双原理の研究（自学自習）

②よく噛むこと、火と水と塩を正しく用いること

労働と創作、発明

なお軽井沢に数十名収容できる「健康と幸福の村」の道場が出来る予定。道場の後援者は月一〇〇円の会費を払うことによって自由に利用することが出来る。

（ただし、この組織のその後についての情報は、あまり聞いていません。筆者）

一方、当時新しく発足した「日本ＣＩ」の組織図なるものが発表（一九五八年八月三十日発行、『ＭＩ通信』№８号）されているので、参考までに掲げて見ます。

日本ＣＩの組織　ＧＯ―ＣＩ事務局
ＧＯとの連絡（平井、清弘）
編　集　部（清弘）
世界同志との連絡（清弘、愛子）
各地　支部　〃（〃〃）
指　導　部（Ｇｉｌ）
健康　相談（Ｇｉｌ、プランタン）
輸　出　部（平井）
会　　計（清弘）

普茶　料亭（光雲閣、平井）
講習・講義（プランタン、Ｇｉｌ）
代理部・書籍（清弘、愛子）
代理部・食品〈マルセレン〉
健康と幸福の村（牧、平井）

「筆者注」プランタンは後にフローラと改名、「オーサワ・ジャパン」の初代社長となります。リマ先生の実の妹です。

『新しき世界へ』（東京）発刊

次いでながら一九五九年一月号発行の『ＭＩ通信』№13号に、「『新しき世界へ』発刊に寄せて」という当時の編集者、高橋半氏の「セカイセイフ」愛読者への告知文が掲載されているので、これも紹介しましょう。

我々の父であり恩師であり、そして大なる指導者であるＧＯはこの度、世界自由人共和国の代議士（初代日本人代表）として目出度く当選されました。これを契機にＧＯは早速「セカイ

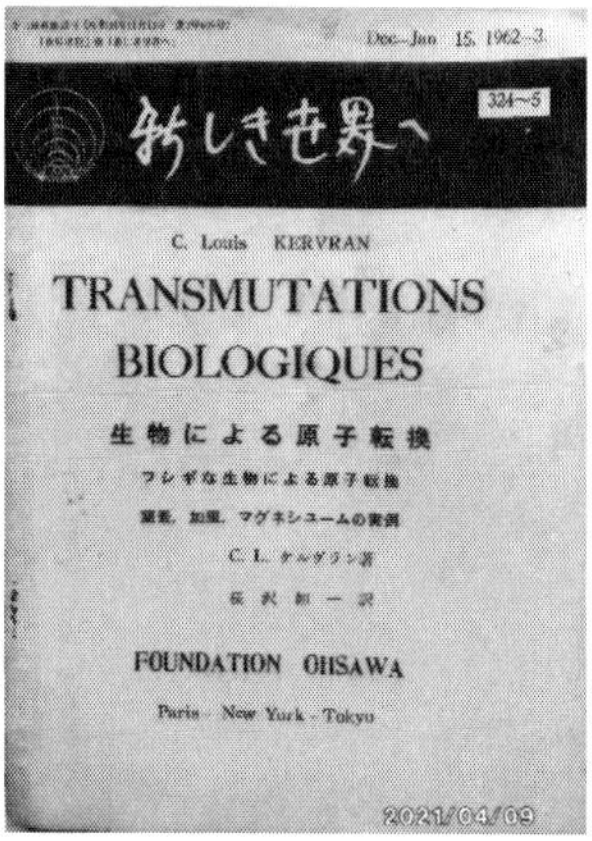

「世界政府」改「新しき世界へ」

セイフ」（＝ＷＧ）の復刊を企画され、綿密周到な指示を与えて参りました。

顧みればＧＯの指導の下に、ＰＵ人の先輩諸兄が幾多の困難を乗り越えて「セカイセイフ」を２７９号まで発行して参りましたが、ＧＯ旅行中休刊のやむなきに至りマコトに残念の極みです……しかしＧＯは新たに世界政府の理念を固め「セカイセイフ」を「新しき世界へ」と改題し、再刊するよう自費を投じ、そして音高く再スタートの号砲を打ち鳴らして来ました。百頁に及ぶ膨大な原稿、編集の仕方や活字の号数の指定に至るまでの指示。ボールペン先にニジミ出ているＧＯの真筆の情熱を机上にして、私は目頭が熱くなり涙がこみ上げて来るのを止めることが出来ませんでした。そして私はこう考えた。

そうだ……我々は長い間眠っていたのだ……ＧＯがパリの一角から赤々と燃やし続ける東洋思想の灯を絶やしてはならない。今こそシッカリ手を握り合ってＧＯに続こう……。

世界は一つなりと主張し、無限の自由、永遠の平和、絶対の正義の旗印を高く掲げて、無双原理を究めよう……。崇高なものに憧れる至純な心を決意にかえて浅学菲才もあえてかえりみず、ここに私は「新しき世界へ」の編集を引き受けた次第です。

世界自由人共和国を切望し理解して、この光栄に満ちた道に進んでいるＰＵの同志諸君よ‼ 共に「新しき世界へ」を我が子同様、育成にご協力賜らんことを懇願します。(後略、なお文章の一部、手を入れさせて頂いたことをお断りしておきます、筆者)

「追記」

一九五九年一月三日には「ＧＯ世界市民共和国代議士当選祝賀会」が、午後一時より日本ＣＩ本部で開催され、主事の間野敏雄氏の挨拶と、フローラ田中(旧名、プランタン)から表題も新たに再刊予定の雑誌「新しき世界へ」についての説明が行われています。

一方、関西地区の大阪では桜沢の日本訪問時の「ＰＵ人よ、ジャンプせよ!」の呼びかけに応じ着々と会合を重ね、ついに『健康と平和』という手のひらサイズの創刊号(57頁)を一九五八年(昭和三十三年)十一月「食養新生会」結成と同時に発行しています。

大阪本部を支える傘下の連絡所は八か所に及ぶ大がかりなもので、その後関西地区の食養とＰＵ研究会活動の拠点として、大いなる発展の基礎が築かれた時代と言えるでしょう。

『健康と平和』の雑誌、創刊さる

堺市出島浜七　発行編集人　岡田周三

「食養新生会」に参加されたメンバーは、次の通りです。

会　長　桜沢如一先生
顧　問　加藤貞二　丸山　博　糸賀一雄　飯田清次郎
　　　　石垣光祥　天野慶之　高橋不石　平塚雷鳥
会長代理　高橋清蔵
　　　　岡田周三
幹　事　尾崎安彦　谷垣健治　松岡四郎　中辻祐輔
　　　　鈴木富蔵　清水丞治　岸本健之輔　古川　宏
教　官　岡田周三
指導員　松岡四郎　岡田楚代
編集部　中辻祐輔　鈴木富蔵　清水丞治
庶　務　岸本健之輔　古川　宏
調理部　岡田楚代　岸本ケイ

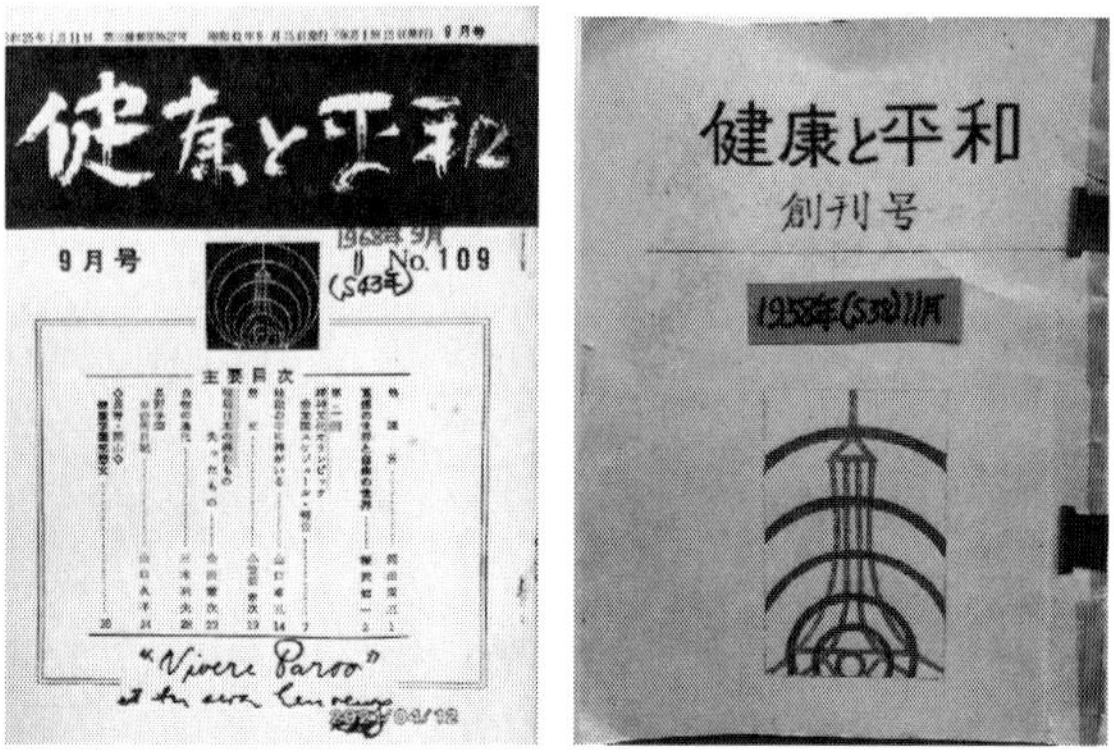

「健康と平和」創刊号（1958年）とNO.109号（1968年9月）

この『健康と平和』の劈頭には桜沢会長の「成長しないモノは死人かドレイである」と「失望を拍車として」、それに「日本を忘れた日本！」と言う三つの日本人に対するハッパと激励のコトバが寄せられています。

なお会長代理の高橋清蔵氏は「純正食品論」を掲載、岡田周三氏は、最後の頁で次のような当時の活動の一端を覗わせる一文を寄せています。

さて八月九日、大阪福泉寺に産声を上げた「食養新生会」も、その基礎を固めるために高橋氏石垣氏等を中心に数回にわたり協議を重ね、案を練って着々基礎工事も進展をつづけております。何分にも桜沢先生ご滞在中のこととて、色々な問題が次々に起こり、七月以来中々多忙な三か月でした。

七、八、九と三か月とも本会の定例集会を、桜沢先生の講演と講座に振り替えさせて頂きましたが、十月より従前どおり第四日曜に定例集会を、堺市出島浜七岡田宅にて開催いたしますから、お繰り合わせお出で下さい。

また九月二十八日、福泉寺での桜沢先生最後の講座には朝早くから定員突破の超満員の様子が、次のように描写されています。

午後六時からの「お別れパーテ」では参会者八十名。参会者の中には本会顧問の加藤様、飯田様、丸山様、三木様等の顔も見え、先生へのお餞向けとしてお送りした画の揮毫者、行動美術の全和鳳氏もお見えになり、辻本女史の厳父もご参会下さり、（また桜沢）先生がパリ市長より贈られた賞状や金メダル等も拝見させて頂いたりして、満場ワキアイアイ裡に歓談いたしました。最後に高橋会長代理より先生へ、全和鳳氏揮毫の画を全員代表して贈呈致しました。つづいて本会の計画として、

桜沢如一全集の刊行

大阪に食養会館設立

の二計画が発表されるや、満場の拍手は鳴りやまずの状態で御座いました。最後に山口卓三君の音頭にて別れの歌を合唱して、ここに先生としばしのお別れをした次第で御座いました。

以上、この第四章では桜沢不在の日本における食養とＰＵ活動の破綻と再生の歩みをざっと辿ってみましたが、一方その間、ＧＯに呼応して海外にジャンプして行った勇気ある人たちの海外情報のいくつかを、最後に紹介して結びといたします。

「海外通信」――「ＭＩ通信」一九五八年十二月発行№１２号

まずは「インド」から

「世界革命のために」

クリマック・吉見

ＣＩの皆様へ

十月二十九日午後三時、ＧＯ夫妻がやってきました。折から待ちあぐねていた邦人とインド人が歓迎する中、Ｐｅｒｅ，ｍｅｒｅは元気一杯で、若々しい姿を皆の前に現わしました。日本への帰途に比べてずっと元気がいい。それに今度はあたりが非常に柔らかで、一段と優しく見えます。

ＣＩの様子、忙しい時間の合間をぬっていろいろ聞きました。間野さんやプランタン（＝フローラ田中晃子）を中心にして諸兄姉が奮闘しておられる由。ＭＩの立て直しも実現すれば旧に倍する活動が、皆さんの力で完遂されるでしょう。

（こちらでは）先に倍するＧＯのハンマリングは、八日間、徹底的にいただきました。連日のゼミナールで朝から晩まで一分の休みもなく、主として邦人相手の指導でした。特に最後の夜、日本人会一五〇名を前になされたＧＯの講演会は、カルカッタ（日本人）の歴史を引いていたくミナの胸を打ったようです。しかしながら当地の邦人は、植民地専横時代のオゴリから覚めないような点がうかがわれ、酒を飲んで騒ぎだしたくだりは「日本の延長」と言った、つまらない感じ。これで海外進出と一口に言っても、いかに（「金」が目的でなく）真理の探究や世界革命と言った本物の冒険をする人が少ないかよくわかります。ここに我々は、わずかなメンバーの一人たる光栄の意味合い、責任の大いなるものを痛感するものです。

ＧＯによってまかれたこれらの種は、数年後には大きく成長しているでしょう。昨日から（あちこちで）玄米が足りなくなるほどの繁盛、ＰＵと食養を万人は求めてやまないようです。

「渡印二年に期待するモノ」　エリー・菅本

Ｍ様、今度間野様が新しいＣＩのため全力をかけて下さることに、私たちインドＣＩの者はどんなに心強く、ありがたく思っていることでしょう。

インドに来て私の一年間は、準備期間として、全く土地になれることに費やされました。第二年目こそ、PUの本分を発揮しなければと張りきっています。何時でも私の心をムチ打って下さるのは、あの皆様方の温かいご声援の数々でした。ソレを思うとき、どんな辛い事でも突破できました。これからも突破できます。

この地味でむずかしいPU世界普及の第一線インド部隊も、時には風前の灯火となりかけました。しかし、今は大丈夫です。

高浪兄（＝Gim　高浪市太郎氏）はマドラスで病人指導、舌癌の人をほとんど全快迄もっていかれました。私は生け花指導で生活費を稼ぎつつ、邦人間にPUを持ち込んでいます。クリマックは日本語指導、通訳などで活躍しつつ、PUの普及に努めています。その他、村田兄、竹原譲もそれぞれの場でジャンプを目指して前進していると言った次第です。（一九五八年十一月二十七日）

「ブラジル」から「PU運動のむずかしさ」

長田　龍樹

CIの皆様へ

誕生したばかりの日本ＣＩの行く手に大波があることは当然のことですが、今後さらに大きな荒波がやってくることも覚悟しなければなりません。それはより大きく成長、発展するためにぜひ必要な荒波です。今度ＧＯ夫妻に再見されてＣＩの諸兄姉が一大奮起されたことと、大いに期待しています。

ブラジルという国はまだ四〇〇年の歴史しかない処であり、色々の国の人たちが雑居しているため国としてのハッキリした性格をもたず、各国人の長所や短所が見られる処です。強いて国の特徴を言うなら万事が金で動く国と言えるでしょう。頼まれれば三〇コント（約八万円）で殺人をする国ですから、法律が金でなくなるのは当然と言うべきでしょう。

「日本人の集まる処、必ず反抗あり」と言われるほど日本人の間にもこうした悪癖が広がっております。

この根本原因は肉食に傾きすぎた食生活です。（肉が野菜よりも安い。）

ブラジルでのＰＵ運動は、特に長期の作戦で推進されなくてはなりません。急激な活動は反対者（肉食主義者、金銭万能主義者）の狂人の敵になるので危険です。

トミオ（菊地）大兄と小生は十月三十日限りで、サンパウロ新聞を辞めました。三年前、サ紙は週二回発行のチッポケナ邦人新聞だったものを、トミオ大兄の入社によって紙面が充実し、日刊となり、読者数もグンと増加したのです。トミオ大兄は事実上、編集局長でした。退社の直接の動機となったものは、日本移民渡伯五〇周年祭のある記念調査の無目標と無計画を批判した投稿文の掲載をめぐってですが、この批判文と同時にトミオ大兄は祭典の裏で暗躍する売名行為者、サギ行為者らの多数いることを指摘したため、これによって肉食主義者、金銭万能主義者たちの宣戦布告を受けたのです。

トミオ大兄と小生は五歩前進するために三歩後退したわけです。そしていよいよ小生たち独自の新聞を発刊するため目下、その準備を進めています。今後郵便物は絶対に新聞社へは送らないようお願いします。（一九五八年十一月四日）

次いでながら約一年後のサンパウロ在住のトミオ菊地氏から、ＰＵの盟友大津のアルカン山口（卓三）氏宛てに送られてきたもう一つの「ブラジル便り」を紹介しましょう。これは一九六〇年四月号『健康と平和』誌№１８号に掲載された山口氏の「南米の火の玉――同志トミオの活躍――」というタイトルでかかれた紹介文です。ただ長文のため省略するのは忍びないのですがほんの一部分だけ披露させて頂き、数少ないブラジル情報の一端を知って頂ければと思います。

アルカン山口氏の「紹介文」より

「ところで正義を叫ぶ者は必ず苦しまされる。大道廃れてこそ仁義が叫ばれるのだが、廃れた大道を意識しない者は仁義を説く者を異端者と見がちである。彼には対敵者が現れた。彼の活動のために利益を阻まれ、また邪な考えに定着する人々は彼を憎み、怨み、彼を圧迫しにかかった。（中略）

彼はラジオ放送を止め、新聞社を去った。だが彼はこうした圧迫や脅迫に意気阻喪し、生命や生活の安全を求めて妥協に生きるような人物ではない。彼は身をひそめ、同志と語らい、より効果的な、より堅固な陣容の整備に血みどろの奔走をすることになった。

漸くその整備が整った。今年一月一日、彼は『南米新聞』という堂々たる新聞を発行しはじめた。それは日本内地に見る新聞のように小さな活字の詰まったものではない。それは現地における印刷技術の然らしめるところである。けれども又読んだら忽ち不要のものとして便所紙や包み紙に化けてしまうような権威のないシロモノではない。十二頁もので広告も大きくのっているし、どの頁の記事も生きた勉強になる内容ばかりである。

彼の二年にわたる雌伏はついに『南米新聞』としてその威容を現わした。彼はそれを送って寄稿すると共に、次のような謙虚な手紙を認めて来ている。（数行、省略）」

「ブラジル便り」　菊地　梢三（＝トミオ菊地）

明けましておめでとうございます。

皆様お健やかに新しき年をお迎えなられたことと思います。お陰様でこちらも一同元気で新年を迎えることができました。

金策と愚忙に追われるこのわれに
はやとつくに（異国）の四年は過ぎぬ
嵐ふく異国を行くこのわれは　風の谷間に漂うばかり
大いなる夢を抱きてはや四年　かりそめの身に試練ぞ厳し
故郷が友がと叫ぶわれ弱し　漂泊の途上にありて
かたくななわが心ぞおののけり　わが心知らずわが心哀れ

昨年は本当にお世話になりましたが、何らの望ましい反応を示すことが出来なかったことを申し訳なく思っています。ご厚志をひしひしと感ずる毎に日本へ飛んで行って皆さんの前に跪き、心から自己の無能をお詫びしたいという衝動にいくどか駆られました。

故国を離れ西洋文明の真只中にあって次第にその好ましからざる影響を受けつつある同胞との闘いで、いかに苦境に立たされていたにしても、大兄をはじめ各国の先輩にはもっともっとお手紙を出して連絡をとれた筈です。いや、こうゆう逆境に立たされて時間がない時にこそ本当の手紙が書けたのですから、これを怠ったことはまだまだ小生の苦しみが本当ではないのだと思います。しかし毎日々々自己批判を重ねて「今に見ろ、今に見ろ」と焦っていたことだけは確かです。

月給とりのサラリーマンや、他人の作った事業に寄生徒食していることならいとも簡単ですが、常に独創的な自由（健康と平和）を目ざしているわれわれにとっては、こんな奴隷生活はとても歩めません。

「苦しみなきものに喜びなし」

これが現在の小生の具体的な生き方ですが、とくにこれを西洋文明の真只中で体現しようというところに苦難の大きさがあります。西洋文明と言えば「暴力文明」ですが、この「暴力」も生半可な暴力ではなく、実に徹底した骨がらみの暴力ですからモタモタしていたら命がいくらあっても足りません。

しかし、有難いことに、原理的、技術的にわれらのＧＯが「永遠に勝つ法」を、身をもって示して下さっております。私はこれまでに直接西洋文明と対決して来て、ＧＯの指し示している原理と技術とが文字通り「無双」であり、これこそ東洋と西洋の両文明を統合する唯一の道であるとの確信に到達することが出来ました。それ故にこそ、この道は決して生やさしいものではなく、全世界の苦しみを一身にでも引き受けるぞ、との百万人と雖もわれ行かんの境地に立たねばそれはニセモノです。

「われに七難八苦を授け給え」とは中山鹿之助の言葉ですが、小生の様な穀つぶしの精神異常には、万難万苦が必要であり、こうした試練を乗り越えなければ、とても成仏できそうもありません。この意味でも大兄は小生にとってよき先輩であり、指導者であり、かけがいのない有り得難い永遠の同志同体です。従ってたとえ大兄に愛想をつかされようが蹴落とされようが、小生はとても大兄とのむすびを断ち切ることは出来ません。それは「死」を意味するからであり、GOにつながる唯一の生存への道を閉ざすことでもあるからです。（ここの2行、筆者改稿）

「無礼」の連続です。これは小生の無能のしからしむるところであり、精一杯、命を賭けてやっても、これだけしかやれなかった不健康のためです。本当に健康であれば、自分で思っていることは何でも自由にできる筈です。

それにしても親父（GO）の活動は物凄い。思わず目頭が熱くなります。表面は常に微笑をたたえてよろこびに満ちておりますが、それ故にこそGOの苦しみはどんなに我々とケタ違いでしょう。小生のようなケチなエキストラでさえも呼吸困難になりそうなことがあるのですから、GOの場合は想像を絶します。

とにかく我々には世界一の指導者がついているけれども、それは世界一の斗いと苦しみとを要求するものですから実に凄いです。いや愉快です。だから小生はGOを心から愛し、よろこんでいかなる要求にも無条件で応じられるような光栄に一刻も早く浴したいと準備しているわけです。

『ＭＩ通信』、『新しき世界へ』、『健康と平和』それぞれ時々お送りして頂いております。これらに対しても原稿をどしどし書いて送りたくて胸がうずうずしておるのですが、これも今まではどうするコトもできませんでした。しかし「これはみな自分が無能だったからです」などいう言い逃れをして、いつまでも続けていることが出来なくなりました。誰だって「自分は有能だから」などと考えて書いたり、喋ったりしている人間はいないからです。無能なればこそ書いて書いて書きまくり、喋って喋って喋りまくり、読んで読んで読みまくる必要があるのです。

「自分はやっと有能になり、自信が付きましたからこれからどんどん書いたり、喋ったりします」などいうことは出来ないものです。またそうなるまで書かずに、喋らずに待っているとしたら、死ぬまで書けずに、喋れずに終わるでしょう。

トミオは天下一品の無能な低能です。しかし天下無類の低能無能な男のハシクレでさえも、これくらいのことが書け、喋れるのだと言うことを明らかにすることによって、小生と同じ無能低能族に対して脅威を与えることが出来たら実に愉快だと思いますが、これからは大いに無能低能ぶりを発揮して、諸先輩のご批判と指導を仰ぐことに致します。

丁度、新聞社の方も何とか軌道にのりつつあり、八百万円程の借金がそろそろ効果を見せ始めておりますから、これから大いに活発な行動に入れるでしょう。

それにつけても同志が一人でも多く渡って来て頂きたいです。もちろん船賃まで一銭も不要。全部返す必要のない「政府の貸付移住資金」を利用しますから大丈夫です。これはすでにアルモラ星（代々木西原時代の元ＭＩ生、『サーナ』編集者。筆者注）夫妻のテストケースで実験済みですから心配いりません。各地の同志を募って下さい。責任は全部小生が負います。ただしニセモノの同志だけは真平ごめんです。小生にはこうゆう精神分裂症を指導するなどという余裕もありませんし（自分自身がそれとの必死の斗いの途上にあるのですから）ニセモノを呼び寄せる資格もありませんので、できるだけお手やわらかな同志をお願いしたいものです。山下の様な純情で素直な情熱にもえた人間が望ましいです。

新しき年を迎えて皆々様の御健闘を祈りつつ、長らくの失礼をお詫び致します。

一九六〇年一月二日

ブラジル便り「追記」

なお、トミオ菊地氏の初期活動から九年後、様変わりしたブラジルＰＵ戦線の様子が『健康と平和』一九六九年四月発行№１１６号に掲載されています。内容が二十一世紀の現在、日本におけるＰＵ戦線の課題としても大いに参考になればと思い、あえてここに掲載させて頂きます。

子弟の育成に――『無双学院』設立を‼

サンパウロ　トミオ菊地

新しき年を迎えて、ご活躍のことと拝察します。お陰様で私共も新しき計画に従って活発な行動を開始しておりますが、私共が最近とくに痛感していることを日本の先輩諸賢に訴えて、この大きな問題に対する積極的な反応を強く要請したいと思います。

これまでに何回となく桜沢先生に「無双学院」の建設を進言し、我々同志の子弟をここにまとめて、指導者養成に力を入れなければならないと強く要請してきたのですが、桜沢先生もこれには全面的に賛同され、速やかに具体化すべきことを強く望まれておりました。しかし、この実現を見ることなく先生はお姿を消されてしまいました。

この「無双学院」の建設がいかに重大な問題であるかは、すべての宗教団体がすでに独自の学校を経営して後継者の育成に力を注いでいることを例にあげるまでもありません。私たちがこのまま後継者を育成することなく、直接桜沢先生の息のかかった人たち一人、二人と姿を消して行ってしまったら、一体全体どんなことになるであろう。

健康学園を年に二回、開いたり、富永先生の様に脳性小児マヒの教育に熱を注がれるのも大変結構なことですが、このような気休め程度で果たして我々の後継者を育成することができるでしょうか？　私たちは緊急にこの問題を解決する必要に迫られております。

西洋社会に東洋の精神を吹き込むということは容易なものではありません。「精神文化オリンピック」（桜沢の死、直後の一九六六年第一回開催の時のことでなく，第二回フランスでの開催の時のことを指している、筆者註）に参加され井戸の中の蛙が金魚の糞のようにゾロゾロつながってヨーロッパを旅行され、桜沢先生が死に物狂いで戦って来られた各国を見学された人たちは、どの程度東洋と西洋との間に世界観の相違があり、これを統一するのにどの様な難関があるかということを痛感されたでしょうか？

この難簡に体当たりに体当たりを続けて、死に物狂いで喰い込んで行かれた桜沢先生の苦斗は、海外に長く留まってこの運動に身を挺してみないと分かるものではありませんし、こういう体験のない人たちにこれを望むことは無理かもしれません。ここに我々の歯痒さがあるのです。

現にフランスの（クリマック）吉見兄が、

「西洋人に無双原理を理解させることは至難であり、この運動を進めることは容易なことではない。私は何もかもスッポかして、どこかへ雲隠れしてしまいたいと何度思ったかしれない。

としみじみ語っておりましたが、これは吉見兄ただ一人だけの突き当たっている問題ではなく、我々のように外国でこの運動に挺身している同志すべてに共通することであります。

つまり我々のように海外でＰＵ運動を推進していく者にとって、西洋は我々をタタキのめして絶望せしめるような恐るべきものが無限にあることを理解して頂くことは、日本の人たちに望む方が無理かもしれません。ですから、私たちも吉見兄のように何回絶望したかわからないし、どこかへ雲隠れしてしまいたいという衝動に何回襲われたかはかり知れない。それほど、東洋と西洋の「むすび」ということは難しいのであります。

このような筆舌に尽くせない難事業に精魂を打ち込んでいると、自分の子供や家庭を顧みる暇がないし、どうしても子供が犠牲になってしまいます。しかし、子供の教育に力を入れようとすると今度はＰＵ運動の方がおろそかになるという結果を招き、このジレンマをいかに解決すべきかに悩まされます。そして、桜沢先生の如く、子供を犠牲にし、子供を捨ててしまって、この運動に全身全霊を注ぐかと決意することもしばしばあるわけです。

桜沢先生のように、全ての子供を犠牲にしてこの運動に全力を注ぎこんでも、西洋人にＰＵを理解させるということは難事業だったのですから、「ＰＵ運動と子供の教育の双方を両立させて行くという理想」をつらぬくことは現実的に極めて難しいことであります。この難しさも西洋におけるわれわれの場合は、とても日本の人々に予想もできないことです。

このようなジレンマを速やかに解決して、ＰＵ運動と子供の教育（後継者の育成）を理想通りに持っていくためには、どうしても「無双学院」を緊急に開設する必要があります。設立のために直ちにわれわれが起ち上がらなかったとしたら、もはやわれわれの運動は永久に起ち上がるチャンスを失うであろうことを覚悟しなければなりません。この無双原理を土台とした「無双学院」は学校として正式に発足するので小、中、高までの正食者の子弟を収容し、将来は大学まで設立する必要がある。

つまり、玉川学園の様なものに無双原理というバックボーンを打ち込んだものでなくてはならない。しかし、最初は小規模なものであっても仕方がないし、それでよいと思います。現在日本全国にはわれわれの同志の子弟がたくさんおるのですから、これでやろうと思えば今すぐにでも出来るはずですから、一刻も早く「無双学園建設委員会」を結成し、これが具体化に乗り出すよう先輩諸賢に要請します。

なお、ブラジルでも、現在この問題をとりあげて、今年中に「無双学園」の敷地を、四、五千町歩くらい手に入れること、ベルギーのリマ工場をはるかにしのぐような大工場を建設すべく全力を尽くしておりますが、何といっても「人間」がいないのでこれに悩まされております。

こんなわけですから、一人でも多く、一刻も早く希望者を募って送ってくださるよう強く要望します。現在ブラジルでは四、五〇人以上の同志が緊急必要です。希望者は直接私たちの方に連絡されても結構です。人物選考は日本の先輩諸氏にお願い致します。

一九六九年一月二七日

この他にも海外情報に関しては、たとえばＧＯを追ってインドへ行かれた合気道師範の中園睦雄氏の「インド旅行記」（『健康と平和』一九六九年四月、№１１６号より連載）など、他にもたくさんの貴重な記事があるのですが、とりあえずこの辺で大まかな紹介をとどめ、第四章のむすびといたします。

この後、さらに桜沢夫妻の第二期五年間に及ぶアメリカを主とした世界の檜舞台でのＰＵ活動は継続されます。その辺の状況についての探究は若いＰＵ研究者の人たちに譲るとして、私のＧＯ追跡記はこの辺でペンを擱くことに致します。

閑話休題 ④

書評『れいこちゃん、ゴメンね』 猪狩真平 著（協文社）

――人間のオロカサ、アサマシサのドン底　　桜沢如一

私はモー書評を書くのを止めようと思う。私は欧米においても、月三〇冊から五〇冊は日本の本を読む。書評を書きだしてから約三〇年になる。平均年に五〇〇冊としても一五〇〇〇冊以上。一冊三時間としても四万五千時間！一五年以上を読書のために使ったコトになる。つまり七十一歳までの人生で二五％位を費やしたワケ。

一体何のタメニ私は本を読むのか。モチロン勉強して自分のオロカサを少しでもなくしたいからだ。五十歳くらいまでは少しづつ知識は増してきた。しかしソノ後は、批評が主になってしまった（私は三十歳以後、ホトンド小説は読まなくなっていた）。

六十歳以後になると、ほとんどプラスになる本がなくなって来た。始めは自然科学に関する本だけは、イクラカ勉強になる様に思えたが、ソレもモーこの一〇年位は不漁。スベテは技術的な知識ばかりで、ソンナモノは他人様から頂くだけ、借金がふえる様なモノであり、自分の創作や発見の能力がおちるのだから大へんな損である。

ツイニ読書と言うコトは最も不要な、不経済な時間つぶしだと言うことになってしまった。私の一生で最大のタノシミがなくなったワケである。コトニこの頃巨匠の傑作とか、ベスト・セラーと言うのをよむと吐き出したい様な、スグ焼きすてるか、ゴミ箱へ投げこむかしたい気持ちになる。

ところがコノ本を読んで、私は一つ発見をした。これは人間のオロカサ、アサマシサ、ナサケナサのドン底をイヤと言うほど見せてくれる本だ。オセンチ、つまり第二第三の低判断力の見本だ。この頃、戦後、コトニこんな手

バナシノおセンチ丸出しの本がふえた。つまりコレは泣きのナミダとハナ汁を押し売りする本だ。巨匠の名作ほど浅ましいものではないにしても、人間のオロカサの露出症である。

私はモー三〇年以上も書評を書き続けている。ソレは良書を同志だけにスイセンするのがネライだった。ソノ為に月々十数万円もかけてこの個人雑誌をつづけて来た。しかしモーその要がなくなったらしい。第一、私のすすめた本をミナ読む人は一〇人か二〇人位しかいないし、第二、私の書評をトビ上がるほどのヨロコビをもって読む人もいないらしいし、第三、よい本が少なくなった。コトニこんなオセンチ丸出しの本が出される時代になったのだ。つまり私はオロカナ男だった。

しかしココに私の大発見がある！　ザックバランに言うと、私はこの頃の安価な出版文化の空前の盛況時代は人間のオロカサ、アサマシサ、ナサケナサをイヤと言うホド見せるモノであって、これを見てガクゼンと目のさめない人は、やはり人間のオロカサ、アサマシサ、ナサケナサのドン底にうごめいて、ドレイの一生を送るより外にないのだ、と言うコトが分かったのである。

これは大発見である。

ここまで人間と言うモノはオロカで、アサマシイ、ナサケナイ動物なんだ！　これほどとは思わなかった！　こんな本を出す出版屋のアタマ、ソレを買う人々、大衆タクサン……ソンナ人々を相手に私は七十一歳まで、全身全力をそそいで来た。何というオロカナ奴だったのか！

自分で病気をセッセと作りながら、医学を恨んだり、政治家を責めたり、「自然淘汰」の法則までのろったり、人情のつれなさを嘆いたり、八つアタリの八方フサがりで泣いている人を見ると、私は悲しくなる。幸〇と言う欲の皮のつっぱった名をつけたり、麗〇と言う名をつけたりするほど人間と言うモノは厚顔無恥であるのか。花子や松子でもズーズーシイのに、捨子やオカメでタクサンだのに！「シンデレラ（灰カムリ）物語」の意味を知らないのか。その作者ペロオはフランス人か、日本人がフランス人なのか？

×

オロカサ，アサマシサ、ナサケナサ・・・は自分で治すより外に手はないのだ。人に教えられたり叱られたりして治す人もある様に見えるが、ホントーは、教えやお叱りのアリガタサがわかっている人だけが治せるのである。幼い頃から教え込まれたモノは親の金で幸せになっている様なモノで、イツカ必ず不幸になる。不幸な目に合わない限り、不幸不自由のドン底から這いあがらない限り、人は幸せになれるモノではない。オロカサ、アサマシサ、ナサケナサのドン底にいるモノに救いの手を出す事は無用であるバカリカ、罪悪である。

ナゲキ、泣きわめき，狂いたけるとも、救うコトは無用である。出来ない事だ。本人が自分のオロカサ、アサマシサ、アワレサを自覚しないカギリ。この意味でスベテノ宗教はアヤマチである。親鸞さえ「思うがままに助けとぐることきわめてあり難し！」と嘆いている。そのくせ称名念仏を教えている。失敗である。その点では禅宗、密教、修験道の方が罪が少しかるい。

罪が全くないのは老子の無為、宮本武蔵の独行道だろう。ここまでかくと、私が七十一歳で、人生の転換期に立ったコトを、幾人かの人は分かるだろう。

×

白血病は血友病よりハルカニ易しい病気である。ドチラモ正食でカンタンに治る。ベルギーのDr Meganck は欧州で最も東洋医学やPUに忠実な医者の一人であるが、もう四、五年前に恐ろしい白血病をカンタンに治して以来、自信をもって、タクサンのがん患者を治している。一番初めの患者が一番ヒドイモノだった。三十八歳位の看護婦で、一人の娘の母だった。白血球三〇万と言う死病だった。ソレを私に相談もせず、私の日本訪問中に治した。私も「あソオ、よかったネ」ですましていたが、アトでカルテをくわしく見て全くオドロイタ。血友病の少年も治った。彼は今ガンの正食品工場ではたらいている。

病気治しほどカンタンナモノはない！

不治の病ほどヤサシイ！

これが私の五〇年間の世界無銭旅行の結論である。しかしソレがドーシテ世に広まらないのかと言う反問がある。愚門である。コレほど愚劣、低能な質問はない。この愚劣低能さが人間のオロカサ、アサマシサ、アワレサの見本である。

私は反対に、ナゼ私が五〇年もひろめ、全財、全力をそそぎ、七〇〇版以上も『新食物療法』が売れ（しかも古本屋にはゼッタイニ出ない！）、何百万人かがよみ、健康を奪回している事実があるのに、身は教育家でありながら、れいこちゃんの父母はコレを知らなかったのか！？　と聞きたい。イヤ数百年、数千年の昔から東洋では益軒や信渕や、鑑真や、孫子貌や、シャカや老子や、龍樹や無著や無数の自由人が教えているのに、ナゼ二〇〇年位前にヤット散髪屋から独立した様な医術にすがりつくのか！　分からないにもホドがあるではないか！

第一、ナゼ生きているのか、ナゼ生れて来たのか、ナゼ心臓がヒトリデ動いてくれるのか、ナゼ花が咲き、ナゼ蝶は一生楽しく舞いつづけるのか、を考えないのか。

芭蕉の俳句一つをよんでも、東洋の「道」の深さがわかるハズじゃないか！

「つれづれ草」の「消えかつむすぶうたかたの……」

美しい文句は一度読んだら一生忘れるコトができないじゃないか！

　コレが人間のオロカサ、アサマシサ、アワレサである。

×

五〇年間に私が直接、或は著書を通じて健康を奪回させ、その上、西洋医学では思いも及ばない、無限の自由、絶対の正義、永遠の幸せの一本道を教えた人は何百万あるか。しかしソレラノ人々の大部分が治してやるべき人ではなかった！　何十億円にも替えられない健康、生命をとりもどした上、何千億にも替えられぬ無上の幸福（無限の自由と絶対の正義）を得ても、何人の人が「一粒万倍」のヨロコビに到達したか？

　全く治してやるべきでなかった人ばかりだったと言ってもいい。セメテ健康になった上は、及ばぬながらコツコツ正食の一本道を、永遠の幸せ、絶体の正義、無限の自由の国へ進むか、ソレも脱線バカリでもいい、セメテ、セメテ私が五〇年グングン開いて登って行く跡をでもついてくれればよいのに、私の人生の最終段階に来て、ふり返って見ると、ついて来た人々は数えるほどしかない。

　ここで私が大発見をしたのだ！

　人に教えるナンカと言うコトは出来ないコトだ。ダマッテひとりでコツコツ自分一人の道を進むコトだ。オモシロイ、スバラシイ、アリエガタイ、タノシイこの道を一人進むに限る。ただ老子の様に一冊の片々たる本をのこす事位は許される。

×

　れいこちゃんの父母にしたって、モシ私がエンあってれいこを救ってやったとしてもどんなコトになるか？　ヤハリ彼は教育渡世に一生を送るだろう。

　彼女は校長の妻位になって安心するだろう。れいこはピアニストと言うハカナイ渡世も十分タノシメズ、ウマク行ったトコロで、似たりよったりの悪妻愚母になって平凡な一生を終わるだろう。よし名ピアニストになったトコロで真の幸せとは何のカカワリもなしに終わるのだ。近く来訪するラビノフと言うヴァイオリニスト、その妻のピアニストも、米国では一流になり、世界に二丁しかない三〇〇〇万円もするヴァイオリンを一丁もっているが、まだ四〇代で去年九月までは死にかけていた。

巴里のヴァイオリニストＶ氏は、正食で指が動かせる様になって、五百万円をパリのＣＩに寄付したというが、これとてＰＵ（正義）が分かるのはナカナカだろう。

×

七十一歳で私は大きな重い荷を下ろした気持ちである。思えばオロカナ、アサマシイ、アワレナ七〇年を送った私だ。そのオロカサのドン底に辿りつくまでに七〇年もかかったと言うのはオロカと言うもアワレである。

こんなコトならアラビアのロレンスや、コロンブスや、アル・カポネの様な一生を送った方がオモシロカッタのだ。だからツマリ人間はオロカナ、アサマシイ、アワレナ一生をみな送っているのだ。政治屋も、ゴミ屋も、淫売も女給も、教授もコソドロも、記者もミナ役者だ。名優だ。ミナ力演しているのだ。

医者は史上のスベテノ戦争より多くの人を殺しながら、マダその罪業を重ねつつある悪玉である。

ああ、人生はユカイである！

大きな芝居である。

×

今後私は書評を書くコトをやめる。モーその中にこの月刊を出すコトもやめよう。オイオイ荷がカルクなる。

（一九六三年五月「新しき世界へ」３２９号11〜16頁より）

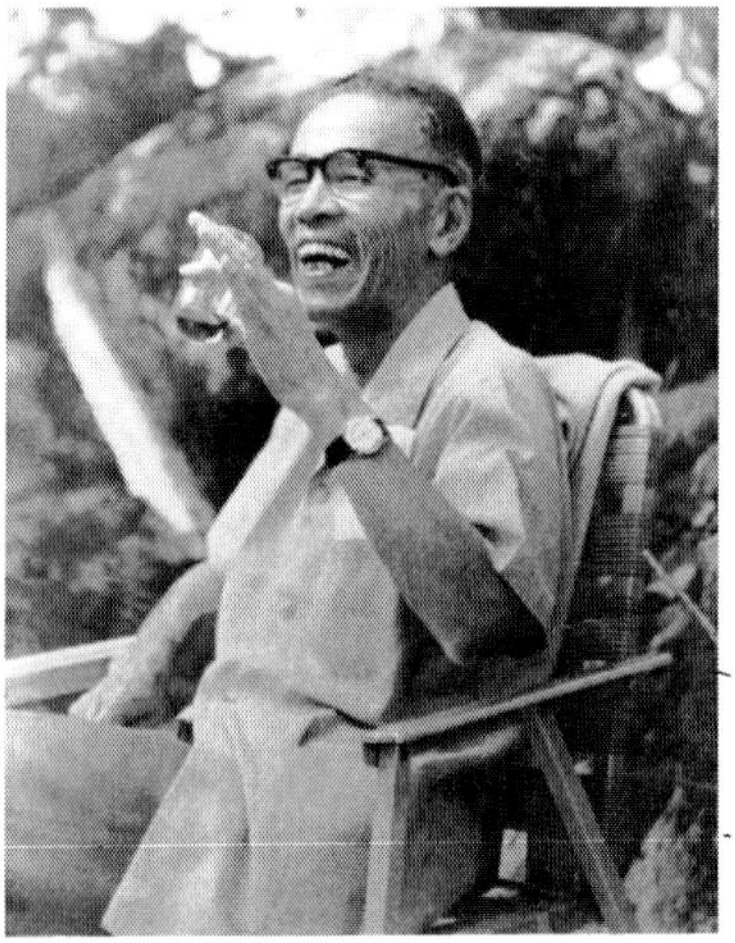

巻3「まとめ」として

次の一文は桜沢の「第一期五か年の報告」と副題のついた『世界無銭武者旅行』本の「はしがき」ですが、私が書き進めてきた『マクロビオティックの世界観』巻３の内容の不備を補う意味でも、まとめの言葉として、きわめて要領を得た内容であると判断したので、あえてここに掲載させて頂きました。（二〇二一年一月二〇日記　筆者、斎藤）

月日のたつのは早い　―アレから五年！

インドで二年、中央アフリカの暗黒で一年（内四か月、Ｄｒシュバイツァー病院で）、ヨーロッパ各地で二年―私は世界無銭旅行第一期五か年をすごし、イヨイヨ第二期五か年に入る前に寸暇を盗んで、日本へ参りました。大急ぎでパリへ帰らなくてはなりません。この一か月余りの間に一度お目にかかり、イロイロご報告したいと思います。

トマレ、「フリップ物語」で十二年前に発表した通り、私は六十歳で大ジャンプをし、六十五歳まで想いのままに楽しいオモシロイ、ありがたい旅行をしてきました。最大の成果は、

⑴フランス語で十種類の本を出した事（合計十二万部の内「東洋哲学」八版、「東洋医学」二十版）

⑵月刊「イグノラムス通信」（年一五〇〇円）をパリで創刊、既刊十八号まで出した事。

(3)パリに無双原理講究所国際本部を作った事（建物だけで二億円、実力十億円以上の組織）

(4)パリにレストランが三か所出来、予想以上の成績を上げている事。ジュネーブ、チューリッヒ、カサブランカ等にもあります。パリの三〇〇軒の健康と美と運命を創造する正食食品店では、私の名をつけた食品がたくさん売られています。

(5)数万の西欧人が東洋の哲学と医学の生活を行じるようになったこと。（日本の古式ミソ、ショーユの消費が月一〇〇万円以上になりました。フランスの米の生産、年一億キロが不足になってきました。肉の消費は二〇％減）

(6)講演会、講習会、出版等の文化活動による私の収入は最後の一年間だけで、三千万円以上残りました。

(7)パリ市から表彰され、名誉市民賞をもらいました。（私の一生で初めての表彰をフランスから受けたことは全く意外なコトです）

第二期五か年の計画は

(1)フランスにおける米の生産一億キロを、加工と栽培の技術改良により三〇〇〇万キロ増し、作付反別を増加することにより一億キロ増収する指導。

(2)十月に開くパリの無双原理講究所新館に東洋文化人のためのホテル、レストラン、ツーリスト・ビューロー、西欧人のための講演会場、柔道、弓道々場、食養病院、東洋哲学医学教室、東洋文化図書室等を開設する事。

(3)パリ郊外に同付属農場を開き、無肥料栽培による純正食品栽培、日本古式ミソ、ショーユ、干ソバ、その他の純正食品、ソバや玄米の自然発酵パン等の生産をする事。

(4)その頒布のために消費組合（五〇〇〇万円）を結成する事。（第一年度一億五千万、第二年度五億円の売り上げ予定）

(5)ドイツ、ベルギー、スイス、デンマーク、スカンジナビア諸国、北アフリカ諸国等の支部強化、又は創設に努力する事。

(6)出版物を増加する事。

(7)北米、南米各地を開拓する事。

(8)インド、マルワリ財団の要請により、各地マルワリ病院に東洋医学を導入する事等が主なものです。

私の世界無銭旅行第二期五か年は、毎年六か月欧州で、六か月を南北米、アジア、アフリカ諸国で送ると言う約束です。この空前のフランスを主とする東洋文化進出の機会に、私の購究所は東洋各地の文化人の為大いに便宜を提供したいと思います。諸兄姉のご協力とご利用を切望します。

以上、帰朝報告をもって、長年のご後援に対する深き感謝のコトバに代えます。

如一（六五歳）

リマ（六〇歳）

一九五八年七月八日

さらに別のところで（『世界無銭武者旅行』の宣伝チラシの中）桜沢は次のような言葉を、日本の若い人たちに残しています。

サヨーナラ
最後に念のために書き残しておきたいコトは次の如きモノです——

ご覧の如く、私たち老夫婦の冒険きわまる世界無銭旅行はその第一期五か年を終り、ノーベル賞の百倍も千倍にも相当する成果を収めました。私たちはソレを独占したくない。この冒険は私たちのタメにやったのではなく四十四年来私がスベテノ人に、力のカギリすすめてきた「正食による絶対健康法」と、東洋哲学の大本たる「無双原理」の実用性の偉大さを、身をもって諸君に示すためだったのです。

ツマリこんな大成果はダレでも上げるコトができる、ヤサシイおもしろいコトだ。ただ身と心の絶対健康を自分でコントロールするコンパ（羅針盤ＰＵ）さえ身につけていたら、と言うコトを証明するためだったのです。日本には私の健康法（ソレも肉体だけの）をとり上げて、肝心カナメのＰＵを身につけない人が多いコトを私は悲しく思います。

これで四十四年前から数百万人おすすめした私の正食法と無双原理の実用性は証明しました。日本中の人々に直接お話するコトが出来ないのが残念なので、五十万円かけてこの本を残すのです。

この本は沢山あるオモシロイ旅行記とは全く内容がチガイます。これは無限の自由、永遠の幸福、絶対の正義を身につけ、健康と平和を世界中にバラマキ、あらゆる反対者、敵、悪漢、困難、危険、苦しみ、悲しみを親友とし、拍車とし、ピストンとしてオモシロイおもしろい，うれしい、ウレシイ、楽しい、長い一生を送るための人生案内として、私を慕ってくれる少年少女のためにかいたモノです。本書に欠けているヨーロッパにおけるオモシロイ夢のような大成果の明細は本書が沢山うれたら、第二巻としてお目にかけるコトが出来るでしょう。それは本書よりはヤサシイ本です。

明朝ヒコーキで出立、大阪、広島、山口、福岡、の講演を終わり、又ヒコーキで、大阪、帰りに徳島、京都、大津、名古屋を経て月末に帰京、一、二週間の後又サッポロに飛び、函館、盛岡、仙台を経て帰京、一週間後にはインド経由でパリへ飛びます。

諸君のジャンプを切望しつつ。

一九五八年七月十七日　東京都港区桧町一、比良野にて　如一

巻3・参考資料

【第一章】

『知らなかった国よ』二〇一五年三月、文芸社刊（電子本有）参照

『コンパ』とくに一九五四年十一月号、五五年三月号、他

『サーナ』一九五三年、五四年、五五年度分、引用、参照

『病気を治す術、病人を治す術』（ＰＵ医学原論）一九七二年十二月、日本ＣＩ発行、参照

【第二章】

日本女性最初の『中央アフリカ横断記』（「付録」あり）一九五八年七月　日本ＣＩ発行

『世界無銭武者修行』同年七月、日本ＣＩ発行、引用、参照（いずれも絶版、電子本化されています）

【第三章】

懐かしの都パリ「ＧＯＬ・１０６３信」、巴里の正食戦線「同通信１０６４信」、新しきヨーロッパの横顔「同通信　１０６６信」等々、そして南仏紀行、その他、１１７１～７６で参照、引用

無双原理講究所　世界本部新館設立については「ＧＯＬ１　８９４信」引用

【第四章】

「ＧＯＬ（＝桜沢通信・原文）十二巻」よりアトランダムに引用

『ＭＩ通信』一九五七年十一月発行の第1号の巻頭に掲載された記事、その他、ＧＯ講演会大盛況の報告メモ　引用、参照

ＧＯ「サヨーナラ最後の最後のコトバ」同通信 10～11 号引用

『新しき世界へ』発刊に寄せて　一九五九年一月号『ＭＩ通信』№ 13 号引用

『健康と平和』創刊　一九五八年十一月「食養新生会」発足と同時に発行　参照、引用

「海外通信」（インド・ブラジル便り）『ＭＩ通信』一九五八年十二月発行　12 号より引用

PU（無双原理）に導かれて

斎藤　武次

私が「食べ物を通してモノゴトを観る」と言う無双原理・易の世界観を、初めて知ったのは十八歳の時でした。すでにその前年の夏、私は神経性胃潰瘍のため手術を受け、以前より痩せ細った体で何とか学校に通っていました。

そんなある日、私が学校の帰り道よく立ち寄るフタバ書店で、英語担任の教師、塚田喜文（よしぶみ）先生と偶然出会い、少し言葉を交わした数日後に『永遠の少年』（桜沢如一著）という文庫本をプレゼントされたのが、そのキッカケでした。

その本はこれまで私が愛読してきた文学書とはひと味もふた味も違って、読み終えた瞬間、全身に強烈な電波が貫いて行ったという感じでした。本の内容は単に知識や心の糧として、人の精神世界を豊かにしてくれるという甘ったるい抽象的なものではありませんでした。即、毎日の生活の中で、これまでとは視点を変えた食材の選択、料理の仕方、食べ方をすることによって生理的変化を体感しながら自らの判断力を高めていくという、具体的なことが述べられていました。その本の中で、とくに私の心に響いて来た言葉は、人間のすべての不幸は「本能のクモリ」から来ると言うものでした。

さっそく私は「本能」の解釈について共感したという意味合いの感想文を書き、ＨＨＴ（幸福テスト）と一緒に世界政府協会へ送りました。すると間もなくその感想文の一部が、「世界政府」新聞の「竹の子便り」欄に載り、私は陰陽をベースにしたＰＵのモノの見方に、さらに興味を掻き立てられました。後日テスト用紙には大きく赤ペンでバッテンが描かれ、さらにオセンチと書かれたものが送られて来ました。これまでの君の人生で心打たれたことは何かとの著者の問いに対して、私が島崎藤村の詩集を挙げていたからです。

そして『永遠の少年』の中に書いてある基本食の実行を決意、数度の挫折（手術後のあまりにひどい胸やけと、本部からの食箋指導によるゴマ塩の比率＝塩４ゴマ６、に対するためらい、疑問、また玄米食に対する理解不足による家族の反対等もあって）を繰り返しながら『健康と幸福への道』（後の『新食養療法』）を参考に、自ら料理することによって自分なりに食生活を改めて行きました。そんな中、とくに「無双原理・易」の本をはじめて読んだ日の感動は、六十八年経った今でも鮮やかに甦ってきます。

ちなみに一九五三年、その日の日記をひも解いてみると、いささかオーバーとも思える表現で、こんな風に書かれています。

二月二十八日　土曜日　晴

「私の世界観はもはや決定された。桜沢先生の『無双原理・易』の本を読み、私は遠大な、そして高遠な生命の道しるべを示されたのである。【宇宙万物は陰陽より成る】、これが易の無双（基本）原理であり、その基にあらゆるものが止揚される。

この一冊を読んで私の未熟な頭にも、日頃人生の難問と考えられている病気の事はもとより、政治、社会、文化、経済、芸術、科学，等の問題についても、解決できる可能性があると感じられてきた。（「可能性」などと言う消極的な言葉では、先生に失礼かも知れないが。）

私はこの陰陽の対抗性を利用して、まず身近な自分の周囲から眺め回したくなった。まさに魔法のメガネをかけたと同様である。」

さらに翌日には、こんな風に、

三月一日　日曜　曇

「夕べは興奮してろくに眠れなかった。先生の言うように、まったくこの魔法のメガネをかけると、何かに取りつかれたみたいに心が興奮を覚えて夢中になる。以前「物理」の教科の時間でやっていた箔検電器のことについて考えて見たのだが、学校の考査（テストのこと）では出来なかった問題が、夕べは他愛もなく解けてしまったのである。私は床の中で声を張り上げんばかりに、小躍りしてよろこんだ。また、その外幾何学の問題にも応用を試みた。解ける見込みがある。私はまったくエライものを頂戴したのである。易と言うと何か古色蒼然として、神秘性を感じてしまいがちだが、真の易はそんなものではない。明々白々とした原理である。もし、そうでないなら、見る側の目がどうかしているのだ。まったく私の人生における一大革命は、この原理の把握に命がかけられている。」（以上、いずれの文も、十八才の時の『阿呆の日記』から引用したものです。）

それから半年、私は家族（農業を生業として約二丁歩の田畑を耕作、馬一頭、働き手私を含めて五人、当時兄夫婦の子供三人の八人家族）からの理解を得られぬまま、自宅で独り不完全ながら、基本食をベースにさらに実践していきました。そして、どうしても桜沢先生の声が聞きたくて、内緒で二度三度世界政府協会へ通い、ついに

一九五三年（昭和五十三年）五月十九日、お顔を拝見することが出来ました。ただ、その時はすでに、

「先生の講義は午前で終わり、いま『蟻の街の奇跡』の著者、松井桃楼氏がここに訪ねて来られ昼食を共にされた後、先生や皆さんと歓談されている」とのことでした。そして「係りの人に案内された部屋には薄べりが敷いてあり、何十人かの人達が裁縫台のような細長い座卓に向かいあい、声高に話し合っていました。私はあれが写真で見ている桜沢先生かな、と思われる人物をよく見守っていたが、しょっちゅう顔をほころばせているだけで、なかなか口から声を発しなかった。」

その後、司会者からいくつかの議事進行があり、最後に「別れの歌」をみんなして合唱、この日は残念ながら桜沢先生の声を聴くことが出来ませんでした。それから、

七月五日（日）に協会に行った時は、

「今日は『エマーソンについて』先生の最後の講義とのことで、広い部屋いっぱいの人だかりの中に案内されました。残念ながらこの日も私は途中からの受講で、エマーソンについて詳しい話を聞くことが出来ませんでした。

その日、先生から最後に出された問題は『理想の定義とは何か？』と言うもので、いろいろ回答が飛び出しましたが、ついに誰も明確な定義を下せませんでした。そして、とうとうシビレを切らしたように、ゆっくりと力強く桜沢先生の口から出た言葉は、『行動！』の一言でした。」（カギカッコ内は上掲，同名日記より引用）

それから約一年後、ついに私は家族から最後まで同意を得られぬまま、思えば気恥ずかしい程の宣言文を家人に書置きして出奔，憧れの東京、代々木西原の「MI塾（メゾン・イグノラムス＝愚か者の家）へ入所してしまいました。十九歳の夏のことでした。（この辺の事情については二〇一五年三月、文芸社より出版した文庫本『知らなかった国よ』の中に、（一年間の生活記録として）詳しく記されています。

思い返せばあの十八歳の感動の日々から、恥ずかしながら桜沢先生の期待に応えられぬまま、私は平凡な道を歩んで来てしまいました。ただ三十五歳の時に「モニコド文庫」の設立を思い立ち、桜沢関連の本と雑誌の収集に努めてきたことが、せめてもの慰めでした。

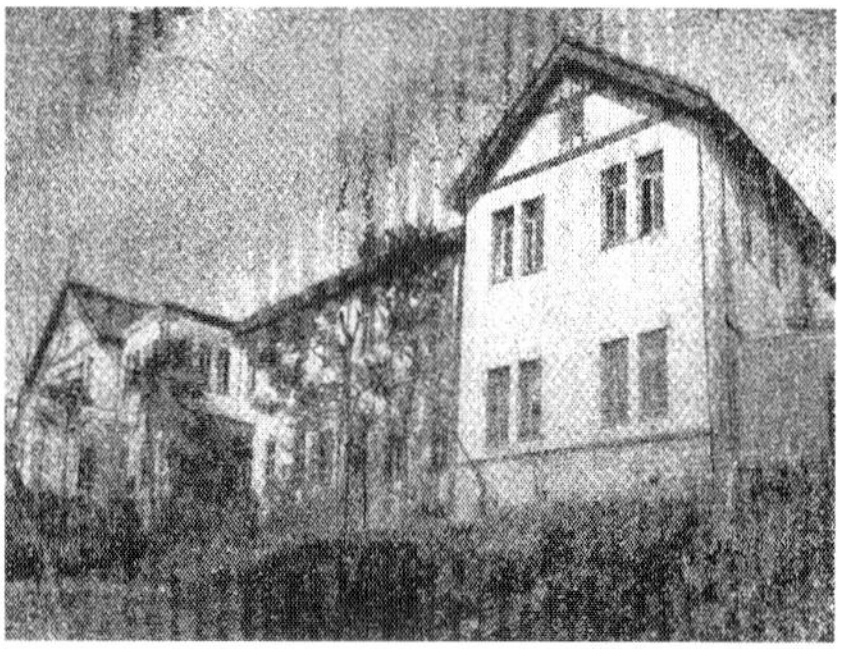

代々木西原の MI 塾（世界政府・真生活協会）

そして六十五歳を機に仕事を減らし十七年間書き綴った日記をベースに、ささやかながら再びマクロビオティックの活動を開始して来ました。とくに古いＭＩ生仲間、また若い日本ＣＩの人たち、正食協会、真・食養会、そして宇宙法則研究会、顕彰会の人たちとの交流の中では、若き日を再び味わっている様な気分で楽しい日々を過ごして来ました。

これも思えば桜沢先生のＰＵを、私の場合高校時代の恩師、塚田喜文先生から縁を結んでもらったお陰です。今度は私が縁ある若い人に、頂いた幸せの花束を差し上げる番です。

今、私は勝又靖彦前会長のお骨折りにより、日本ＣＩ内に設けられた「桜沢如一資料室」に設立当初から通い、若い研究者の人たちと一緒に資料の整理を手伝っています。

かたわら独自に食養の歴史を調べ、主として石塚左玄、西端学、そして桜沢如一、三氏の足跡をおおむね七割り方、文章化することが出来ました。

確かに「食養道」創見の石塚左玄、西端学の「身土不二の原則」をさらに深化発展させた桜沢の「無双原理・易」の世界観の普及は、彼の在世中日本はもとより外地ではフランスを中心にヨーロッパ各国で、またアメリカ、南米、ベトナムなどで、一時猛烈な勢いで世界的な広がりを見せていました。

しかし、今や昔日の面影を偲ぶべくもありませんと言ったら、言い過ぎかもしれませんが、それでもＰＵの本家、日本においては桜沢没後半世紀余年を経て、再び若い第二世代、第三世代の有志たちが、それぞれ地元での地道な活動を展開、まだ少数とは言え世界各地の心あるマクロビアンの人たちとの熱い交流を始めています。この現象は間違いなく今後の新たなマクロビオティック運動の在り方、盛り上がりを示唆していると言えるでしょう。

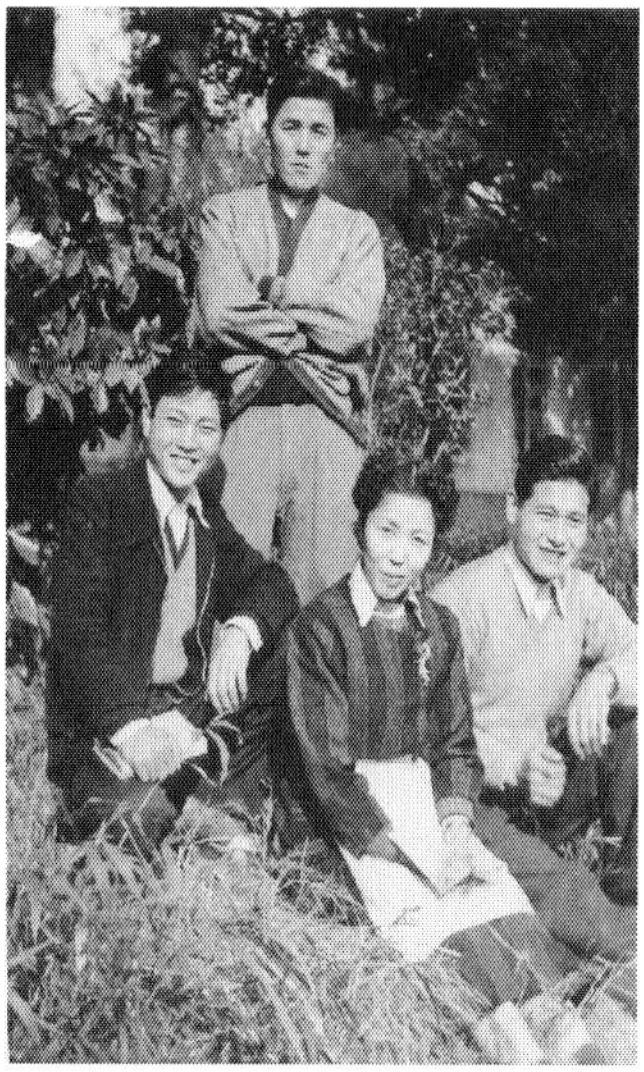
左端が著者、女性はリマの妹（MIにて）

ところで年初以来、世界ではもちろん、我が国でも新型コロナ禍に見舞われ、政府、各都道府県の管理監督の立場で働く政治家、業務遂行の立場にある人たちは医師の人たちと共に、かつてない厳しい対応に追われています。

しかし、我々はこの際、政府機関からの様々な庇護を求めるだけでなく、身近な対処法として、まずより良い食事を日々の生活の中に取り入れましょう。各自が免疫力を高めた体を作り上げることによって、経済的負荷をより軽減する社会を可能に出来ると充分考えられるからです。

その普及手段の一つとして、私は桜沢先生から頂いた人間革命の指導原理、ＰＵによる実用的食事法、生活法の普及を、さらに努めていく所存です。

二〇二一年四月二四日（ＧＯ命日）

プロフィール

斎藤　武次（さいとう たけじ）

1935 年、埼玉県生まれ。さいたま市在住。
高校 3 年の時、『永遠の少年』を読み、食養の世界観、無双原理の面白さに夢中となる。19 歳の夏家出を決行、桜沢主宰「メゾン・イグノラムス」へ入所。食品と書籍の販売を経験した後、平和運動「世界政府」新聞の編集に携わる。
1959 年、関東短大英文科（教職課程）卒業。半年間教鞭をとり、翌年自動車業界に転身。9 年間新車デーラーに勤務後独立、中古車販売店を開業。
現在は永年の夢、私設「モニコド文庫」としてマクロビオティック関連本の収集と整理、執筆活動に専念。日本ＣＩ協会の「桜沢如一資料室」の設立にも参加、活動継続中。自宅での料理教室は毎月 1 回開催、リマ・クッキングスクール師範科修了の斎藤美千子が担当。
著書：手作り本『知らなかった国よ』を出版（2015 年に文芸社の文庫本に）『愛に盲いて ―青春の日の自画像』（文芸社刊）。他、あうん社の「手のひらの宇宙 BOOK sシリーズ」5 冊の共著本に執筆。
お問い合わせ：モニコド文庫 saito@monikodo.com

手のひらの宇宙 BOOKs Ｎｏ．３２号

マクロビオティックの世界観　巻3

2021 年 11 月 11 日　初版第 1 刷発行

著　者　斎藤　武次
発行人　平野　智照
発行所　あうん社
丹波市春日町野上野 21
TEL(0795)70-3232
http//ahumsya.com
mail：ahum@peace.ocn.ne.jp

制作　あうん社
装丁　クリエイティブ・コンセプト
印刷製本　遊文舎

ISBN978-908115-32-5
定価はカバーに表示しています。